U0393801

李克绍批注《金匮要略浅释》

李克绍 编著

李树沛 整理

山东科学技术出版社

·济南·

图书在版编目（CIP）数据

李克绍批注《金匮要略浅释》/ 李克绍编著；李
树沛整理 . —— 济南：山东科学技术出版社，2022.3
ISBN 978-7-5723-0888-8

Ⅰ. ①李… Ⅱ. ①李… ②李… Ⅲ. ①《金
匮要略方论》– 注释 Ⅳ. ① R222.32

中国版本图书馆 CIP 数据核字(2021)第197645号

李克绍批注《金匮要略浅释》
LIKESHAO PIZHU《JINGUI YAOLÜE QIANSHI》

责任编辑：徐日强
装帧设计：侯　宇

主管单位：山东出版传媒股份有限公司
出 版 者：山东科学技术出版社
　　　　　地址：济南市市中区舜耕路 517 号
　　　　　邮编：250003　电话：（0531）82098088
　　　　　网址：www.lkj.com.cn
　　　　　电子邮件：sdkj@sdcbcm.com
发 行 者：山东科学技术出版社
　　　　　地址：济南市市中区舜耕路 517 号
　　　　　邮编：250003　电话：（0531）82098067
印 刷 者：济南万方盛景印刷有限公司
　　　　　地址：山东省济南市历下区文化东路 59 号
　　　　　　　　B 座 1–201
　　　　　邮编：250014　电话：（0531）88985701

规格：16 开（170 mm × 240 mm）
印张：14.25　字数：248 千　印数：1~2000
版次：2022 年 3 月第 1 版　印次：2022 年 3 月第 1 次印刷
定价：48.00 元

前　言

　　《金匮要略浅释》是山东中医学院（现山东中医药大学）创建时期的先辈李克绍、王万杰、刘洪祥先生合著，署名山东中医学院，由山东人民出版社1961年出版。其是山东中医学院最早的一部《金匮要略》语释专著。由于当时印刷量不大，且又年代久远，故现代读者难得一见。

　　《金匮要略浅释》成书较早，出版后家父对书中的语释和按语部分又做了一些修整和更正。尤其是在校读中，随时把心得与体会附记在书眉或行间，同时又对书中部分条文加以批注，几十年后的今天，读起来显得更加丰富多彩，发人深省，这些文字成为这次整理出版的亮点。

　　本书中的《金匮要略》原文是以邓珍本为底本并参考了吴迁本，为保持《金匮要略浅释》的原貌，以家父批注为指导，对原《金匮要略浅释》的文字进行勘误与订正；同时，为了全面体现家父对仲景学说的研究成就，本书收录了家父后期对《金匮要略》专题研究的部分著述。

　　本书在录入整理的过程中，佟强医师做了大量、细致的工作，在此表示衷心感谢！

天竺苑主李树沛

二〇二二年二月于历下天竺苑

目　录

脏腑经络先后病脉证第一

论十三首　脉证二条

本篇是全书的理论部分,在病因、预防、诊断和治疗等方面,都做了原则性的说明,是本书的总纲。

【第一节】　问曰:上工①治未病,何也? 师曰:夫治未病者,见肝之病,知肝传脾,当先实脾。四季脾王②不受邪,即勿补之。中工不晓相传,见肝之病,不解实脾,惟治肝也。夫肝之病,补用酸❶,助用焦苦,益用甘味之药调之。酸入肝,焦苦入心,甘入脾。脾能伤肾,肾气微弱,则水不行,水不行,则心火气盛,则伤肺,肺被伤,则金气不行,金气不行,则肝气盛,则肝自愈,此治肝补脾之要妙也。肝虚则用此法,实则不在用之。经③曰:"虚虚实实,补不足,损有余",是其义也。余脏准此。

【词解】①上工:指技术高明的医生。

②四季脾王:四时最后的一个月叫季月,"王"就是"旺"的意思。古人以五脏配四时,肝旺于一、二月,心旺于四、五月,肺旺于七、八月,肾旺于十、十一月,脾旺于三、六、九、十二月的后十八天,这四个月又都是四时之季月,所以说"四季脾王"。这是古人"天人合一"的一种认识,我们只可领会其精神,不可过分拘泥。

③经:指《难经》。

【语释】问:上工治未病,是什么意思呢? 师说:治未病就是治未病的脏腑。举例来说:见肝脏有病,知道肝必传脾,就应当先补脾,以预防传变。但脾旺于四时之末月,这时人气与天气相应,脾气不虚,足以拒邪,这就用不着补了。中工不明白"实则相传,虚则善受"的道理,一见到肝有病,不知道去补脾,只单去治肝,而且也不知分别虚实去施治,那不是正确的方法。譬如治肝病应当用酸

---

❶ 酸:邓本作醋。

味药以补之,用焦苦药以助之,再用甘味药以调之。这是因为酸味药能入肝,焦苦味药能入心,甘味药能入脾。脾强了就能制约肾,肾受到制约,则肾水的功能就减低;肾水的功能减低了,则心脏受不到制约,心火就盛了;心火盛了又能制约肺金而使肺的功能减低;肺的功能减低了,则肝受不到制约,肝就能慢慢强起来。这就是治肝补脾最妙的办法,但只宜于肝虚的病。如果是肝实的病,这办法就不适用了。《难经》上说:虚证泻之,叫虚其虚,实证补之,叫实其实。这都是错误的治疗方法。应当补其不足,而损其有余。其余四脏,均依此类推。

【按语】本节原文可分三段,自"问曰"至"惟治肝也"为第一段,阐明病邪传变的规律,总是所胜侮所不胜,但病邪实者能传,虚者不能传;脏气虚者善受,实者不受。因此,应根据虚实确定治疗法则。自"夫肝之病"至"治肝补脾之要妙也"为第二段,举例说明治肝补脾的方法,但只适用于肝虚,不适用于肝实。自"肝虚则用此法"以下为第三段,指明虚实异治的法则,总结上文。

学习本节要掌握两个重点:一个是预防传变,一个是虚实异治。这是总纲中的总纲。

【李批】《难经·七十七难》曰:"经言上工治未病,中工治已病者,何谓也?然:所谓治未病者,见肝之病,则知肝当传之于脾,故先实其脾气,无令得受肝之邪也,故曰治未病焉。中工治已病者,见肝之病,不晓相传,但一心治肝,故曰治已病也"。此节"惟治肝也"以上,与《难经·七十七难》基本相同,唯"夫肝之病"以下颇有可议处。

【第二节】 夫人禀五常①,因风气而生长。风气虽能生万物,亦能害万物,如水能浮舟,亦能覆舟。若五脏元真②通畅,人即安和,客气邪风③,中人多死。千般疢④难,不越三条:一者,经络受邪入脏腑,为内所因也;二者,四肢九窍,血脉相传,壅塞不通,为外皮肤所中也;三者,房室金刃虫兽所伤。以此详之,病由都尽。若人能养慎,不令邪风干忤经络;适中经络,未流传脏腑,即医治之;四肢才觉重滞,即导引吐纳、针灸膏摩,勿令九窍闭塞❶。更能无犯王法,禽兽灾伤,房室勿令竭乏,服食节其冷热苦酸辛甘,不遗❷形体有衰,病则无由入其腠理。腠者,是三焦通会元真之处,为血气所注;理者,是皮肤脏腑之纹

❶ 闭塞:邓本漫漶,它本作闭塞。
❷ 遗:邓本作遗。遗者,纵也;遗者,失也。作遗义胜。

理也。

【词解】①五常：就是五行的意思。

②元真：就是元气真气，指气血说的。

③客气邪风：指不正常的气候。

④疢：音"趁"，作病解。

【语释】人和其他生物一样，是在五行的生化制约之下，受气候的影响而生长的。但气候有正常的，也有不正常的。正常的气候能生万物，不正常的气候却能伤害万物。就像水一样，既能载船运行，又能把船淹没。不正常的气候之所以能害人，是人体先自衰弱、抗力不足的缘故。如果人体强健，五脏的元气通畅无阻，那么无论气候怎样变化，人也能保持安和。要知道，不正常的气候叫"客气邪风"。"客气邪风"中于人体，轻则致病，重则致死。

一切疾病的致病原因，归纳起来有三条：一是脏腑虚弱，元阳真气不足，经络受邪，乘虚而入，这是内脏虚弱的缘故，所以叫作内因；二是四肢九窍发生变化，因为四肢九窍全仗血脉相传，元阳真气才能畅达无阻。如果血脉壅塞，不能流通，元真之气也就不能畅行，而使外部皮肤发生病变，这种变化多由外邪侵袭所致，所以叫作外因；三是房事过度、刀斧砍伤、虫兽咬伤、蜇伤等，都属于这一类，叫作不内外因。用这种方法来归纳，一切疾病的病因都可包括在内了。

如果人能注意养生，可避免邪风侵袭身体；即便受了侵袭，应趁病邪还未深入的时候尽快治疗；四肢才觉发沉，即用导引、吐纳、针灸、膏摩等方法治疗，耳、目、口、鼻、前后二阴也不令闭塞不通。再能不犯法律，躲避禽兽的伤害，对房事有节制，穿衣服能适应气候，吃饭能调剂得法，不使形体衰弱，元气经常通畅，病邪就不能侵袭到腠理了。什么叫腠？腠就是三焦通会元真的地方，也就是气血流注的道路；什么叫理？理就是皮肤与脏腑的纹理。

【按语】本节内容可分为两个方面：一是说明致病的因素；二是提示预防为主。致病因素分为外因和内因。外因是客气邪风，内因是机体自虚。而外因又是取决于内因的。预防为主也分为两个方面：预防外在因素，提出"客气邪风，中人多死""不令邪风干忤经络"，这和《内经》上"虚邪贼风，避之有时"的精神是一致的；预防内在因素，指出"五脏元真通畅，人即安和"，并注意到房事、衣食等方面的调节，这和《内经》上"饮食有节，起居如常，恬惔虚无"的精神是一致的。尤其是"适中经络，未流传脏腑，即医治之……"更是上节"上工治未病"的具体说明。

【第三节】　问曰：病人有气色见于面部，愿闻其说。师曰：鼻头色青，腹中痛，苦冷者死—云腹中冷苦痛者死；鼻头色微黑者，有水气；色黄者，胸上有寒；色白者，亡血也；设微赤，非时者死。其目正圆者，痓，不治。又色青为痛，色黑为劳，色赤为风，色黄者，便难，色鲜明者，有留饮。

【语释】问：病人的气色，有的表现在面部，医生根据面部的气色，就可以诊知内脏的疾病，这是什么原因呢？师曰：譬如，鼻头是脾的部位，青是肝的颜色，鼻头发青，这是肝来克脾，必然腹痛。如果身上再发凉怕冷，这是阳气败绝，所以必死。黑色属肾主水，若鼻头有微似发黑的颜色，这是脾土大衰、水气凌脾的表现。再看面部，若是面色发黄，这是胸上有寒，脾中阳气耗散，不能温运输布的现象。若是面色发白，这是贫血的现象。失血属阴虚，阴虚怕阳亡，如果白而微赤，又不是火盛的季节，那就是虚阳上泛，将要亡阳的征兆，所以必死。再看眼睛，若是眼睛正圆、直视、转动不灵活，多属痓类疾病的严重期，治疗较难。概括地说，凡是青色，多因血流不畅，常有痛的感觉；凡是发黑，多因肾受伤。《内经》上说："肾虚者，面如漆柴。"肾受伤则元阴元阳都不足，多是痨病。凡是发红，多因感受风邪化热，或上部充血（中风）的表现，所以说色赤为风。发黄是湿热郁蒸，必然小便不利。颜色鲜明的，是水饮病而皮肤微肿的表现。

【按语】本节是四诊中的望诊。望诊主要是观察气色。色是青黄赤白黑，气是五色的光华。本节气色和疾病的联系可分为三个方面：一是从部位上认识疾病，如青见鼻头、鼻头微黑等；二是从时令和气色的联系上判断疾病，如微赤非时；三是颜色和病理的分析，如青痛、黑痨、赤风、白亡血等。此外，又指出痓病其目正圆，多属不治。因此我们临床望诊，必须结合中医"天人合一"和"内脏相互联系"的理论，来观察气色的部位、时间，分析邪气的深浅，才能"治则无过，诊则不失"。

【第四节】　师曰：病人语声寂然①，喜惊呼者，骨节间病；语声喑喑然②不彻者，心膈间病；语声啾啾然③细而长者，头中病—一作痛。

【词解】①寂然：言语很沉静的形容词。

②喑喑然：语声不清亮的形容词。

③啾啾然：语声细长的形容词。

【语释】师说：病人平时很安静，说话的声音也不高，而忽然惊呼的，这是关节有病，偶因转动而剧痛的缘故。言语声音很短，不清彻，不响亮，这是痰湿郁结,阻塞胸膈的缘故。病人语声很细,音调又很长,这是头中有病,如头痛、脑风、寒湿鼻塞之类,因声音高了,振动致头痛,所以发出细长的声音。

【按语】本节是四诊中的闻诊。根据声音的变化,测知病变的部位。因此,我们可以体会到病人的每一表现都是诊断上的宝贵材料,临床时必须详细搜集和仔细分析。

【第五节】 师曰:息摇肩者,心中坚;息引胸中上气者,咳;息张口短气者,肺痿,吐❶沫。

【语释】师说:呼吸的时候,两肩向上耸动,这是胸部壅满坚实,气息出入困难的缘故。呼吸时引动胸中之气上逆,这是咳嗽病的征象。呼吸的时候,张着口,上气不接下气,这是肺痿的症状;因肺痿则肺气不足,津液不能输布,所以短气吐沫。

【第六节】 师曰:吸而微数,其病在中焦实也,当下之,即愈;虚者不治。在上焦者,其吸促;在下焦者,其吸远,此皆难治。呼吸动摇振振者,不治。

【语释】师说:呼吸两不利,多是病邪阻塞,属实;仅吸气不利,多是正气不纳,属虚。若中焦有病,病人吸气时感到急促,这可能是腹满、便硬等病变阻碍了气下降的缘故,下之就好了。如果是虚证,发现吸气急促的现象,则是脾气败绝的缘故,就无法救治了。在上焦,多是心肺有病,心肺道近,所以吸气短促。在下焦,多是肝肾有病,肝肾道远,所以吸气深长费力。无论短促还是深长,这都是虚证的表现,虚则难治。又无论病在上、中、下三焦,若呼吸的时候,周身肌肉、筋脉振振动摇,这是正气虚弱太甚,阳气将要脱散的表现,也是不能治疗的。

【按语】以上两节都是观察呼吸诊断疾病的方法。上节察息,包括呼吸在内,大体是观察邪实,因邪实则阻其气机,呼吸均难;此节察吸,专指吸气而言,大体是观察正虚,因正虚则其入难而其出不难。上节以摇肩上气张口等症状推测病体,此节以微数促远等吸气的情况推测病灶,并根据这些现象,确定其可治不可治。察呼吸的大法,已比较详细明确。

---

❶ 吐:邓本作唾。

【第七节】 师曰：寸口①脉动者，因其王时而动。假令肝王色青，四时各随其色，肝色青而反色白，非其时色脉，皆当病。

【词解】①寸口：凡条文中寸口和关上、尺中对举的，是指寸部而言；但举寸口，或和人迎、跌阳对举的，是指寸、关、尺三部而言。

【语释】师说：人体的生理功能，是随着四时气候的变化而变化着的。因此，寸口脉搏的跳动，是哪一脏气旺的季节就出现哪一脏的脉搏，同时也出现哪一脏的颜色。譬如春天是肝旺的季节，其色当青；色不青而反白，这叫非其时色；脉不弦而反毛，这叫非其时脉。非其时而有其色和脉都当病。

【按语】此节所言色脉是互词见义。先言脉以联系到色，次言色以联系到脉，末尾则合言色脉。大旨是脉和色要相应，色脉和四时要相应。《素问·阴阳应象大论》说："天地气通于人。"《素问·六节藏象论》说："五脏气通于四时"，都是说四时气候的变化，可以影响人体的生理功能。因此，医者临床必须把时令、脉搏、气色三者结合起来，才能作出正确的诊断和治疗。

【第八节】 问曰：有未至而至①，有至而不至，有至而不去，有至而太过，何谓也？师曰：冬至之后，甲子②夜半，少阳起，少阳❶之时，阳始生，天得温和，以未得甲子，天因温和，此为未至而至也。以得甲子，而天未温和，此为至而不至也。以得甲子，而天大寒不解，此为至而不去也。以得甲子，而天温如盛夏五、六月时，此为至而太过也。

【词解】①未至而至：第一个"至"字指时令，第二个"至"字指气候。

②甲子：六十天为一个甲子。

【语释】问：有未至而至，有至而不至，有至而不去，有至而太过，这是什么意思呢？师说：气候的寒暖是随着季节而变化的。一年分为二十四节气，每个节气相隔的时间是有定数的，而气候寒暖的变化却不一定这样准确。譬如："冬至"后六十天就是"雨水"，"雨水"阳气刚发生的时候，如果天气转暖了，这就是时至气也至了，这是正常的现象。如果不到六十天，气候就温和了，这叫作时未至而气已至。已经到了六十天，气候仍然不温和，反而冷得很厉害，这叫作时虽至而气不去。到了六十天，天气便热得像夏天一样，这叫作时至而气太过。这都是气候的反常现象，最容易令人致病。因此，人类预防疾病，就需要时刻注

6

---

❶ 少阳：邓本作少阴。

意气候的变化。

【按语】此节说明气候失常,是致病的重要原因之一。其具体病变,在《素问》的"气交变大论""五常政大论""六元政纪大论"篇和《礼记》的"月令"篇中都有详细记载,可加以参考。

本节的主要精神,是提醒人时刻预防气候的变化。如《内经》上说:"虚邪贼风,避之有时",就是这个意思。

【第九节】 师曰:病人脉浮者在前,其病在表;浮者在后,其病在里,腰痛背强不能行,必短气而极也。

【语释】师说:浮脉主表,沉脉主里,关前主表,关后主里。浮脉见于关前,这是表脉见于表位,多属外感一类的疾病,是机体抗病向外向上的表现。浮脉见于关后,这是表脉见于里位,多属内伤一类的疾病,是肾气不摄,真气外越的表现。"黄疸篇"说"尺脉浮为伤肾"。《内经》上说:"腰者肾之府,转摇不能,肾将惫矣",所表现的症状是:腰痛背强、行走无力,肾精虚少、不能纳气,再进一步就发展到极端短气的程度。

【按语】此节论切诊,以浮脉为例,说明病有在表在里之不同,示人要据症测脉,灵活运用,不可执脉定证,死板教条。

【第十节】 问曰:经①云"厥阳独行",何谓也? 师曰:此为有阳无阴,故称厥阳。

【词解】①经:古时的《医经》,现已失传。

【语释】问:古时的《医经》上说"厥阳独行",这是什么意思呢? 师说:阴阳二气必须平衡才能互相维系,保持健康。如果阳气偏胜,没有阴来维系,就要有升无降,独行于上,所以叫"厥阳独行"。

【按语】此节主要说明阴阳必须平衡,就是《内经》上"阴平阳秘,精神乃治"的意思。

【第十一节】 问曰:寸脉沉大而滑,沉则为实,滑则为气,实气相搏,血气入脏,即死;入腑即愈,此为卒厥,何谓也? 师曰:唇口青、身冷,为入脏,即死;如❶身和、汗自出,为入腑,即愈。

---

❶ 如:邓本作知。全书有"不知""知"等语,作头脑清醒义,更能说明即愈。可从。

【语释】问：沉为阴脉，主血；滑为阳脉，主气。今寸脉沉而兼大，就是血实；滑而兼大，就是气实。气血两实，并居两寸，猝然昏倒，不省人事，这叫卒厥。在这种危急情况下，气血入脏即死，入腑即愈。那么，什么是入脏？什么是入腑呢？师说：若唇口色青，全身发凉，这是血液循环障碍，病势向内，就叫入脏，必死；若全身不发凉，还微微地出汗，这是气血又通达到皮肤表层，病势有向外的机转，就叫入腑，病可痊愈。

【按语】本节所说的卒厥，与《素问·调经论》所说的"血之与气，并走于上，则为大厥"的意义略同。"入脏即死，入腑即愈"与调经论所说的"气复返则生，不返则死"意义略同。寸脉，多代表上部的疾患，寸脉沉大而滑，是气血冲逆上行的征象。冲逆到极点，则令人猝然不省人事，就是《素问·调经论》所说的"厥则暴死"的意思。入脏入腑，是代表病邪继续发展和逐渐衰退的两种不同病机，也是判断生死的根据，并非真正的入脏入腑。

【李批】沉则为实：重按脉始见大，则此大必是邪气实，与浮大之大有不任按而兼里虚者不同，所以说沉则为实。

【第十二节】问曰：脉脱，入脏即死，入腑即愈，何谓也？师曰：非为一病，百病皆然。譬如浸淫疮①，从口起流向四肢者，可治；从四肢流来入口者，不可治。病在外者，可治；入里者，即死。

【词解】①浸淫疮：以皮疹浸淫全身，滋水较多为主要表现的湿疮。

【语释】问：有的脉绝似脱，也是入脏即死，入腑即愈，这是什么道理呢？师说：脉搏原先正常，突然摸不到了，这就叫脉脱。这是邪气骤加，脉道不通，血脉暂时受到阻遏的缘故。所以脉搏暂时不见，卒厥、中恶、跌仆等证，往往发生这种现象。入脏则病深气竭，不容易恢复，故死；入腑则病势较浅，容易恢复，故愈。不但一种病是这样，一切疾病都是这个道理。譬如浸淫疮，从口流向四肢的易治，从四肢流入口的难治。总之，可归纳一个原理：病在外者可治，入里者即死。

【按语】以上两节，是仲景举出两种不同的脉证，来说明"入脏即死，入腑即愈"的意义。病势向内为入脏，向外为入腑；由浅入深为入脏，由深出浅为入腑，这是临床上的主要原则。

【第十三节】 问曰:阳病十八,何谓也?师曰:头痛、项、腰、脊、臂、脚掣痛。阴病十八,何谓也?师曰:咳、上气、喘、哕、咽①、肠鸣、胀满、心痛、拘急。五脏病各有十八,合为九十病;人又有六微,微有十八病,合为一百八病。五劳、七伤、六极,妇人三十六病,不在其中。清邪居上,浊邪居下,大邪中表,小邪中里,槃饪②之邪,从口入者,宿食也。五邪中人,各有法度,风中于前,寒中于暮,湿伤于下,雾伤于上。风令脉浮,寒令脉急,雾伤皮腠,湿流关节,食伤脾胃,极寒伤经,极热伤络。

【词解】①咽:通噎,吞咽困难的意思。

②槃饪:鲜美的食物。

【语释】问:阳病有十八种,阴病有十八种,都是什么病呢?师说:病在体表的叫作阳病,有头痛、项强痛、腰痛、脊痛、臂痛、脚掣痛六种,每种又有三阳的不同,合为十八种;病在体内的叫作阴病,有咳、上气、喘、哕逆、噎塞、肠鸣、胀满、心痛拘急六种,每种又有三阴的不同,合为十八种。发病又有气病、血病、气血交病的分别。这样每一脏都有十八种病,合之为九十种病。六气所致六腑的气病、血病、气血交病,叫作六微。每腑又有十八种,合为一百零八种病。志劳、思劳、心劳、忧劳、疲劳的五劳,食伤、忧伤、饮伤、房室伤、饥伤、劳伤、经络荣卫气伤的七伤,气极、血极、筋极、骨极、肌极、精极的六极,妇人的七症、八瘕、九痛、十二癥、带下等三十六种病❶,还不算在内,可见疾病的种类是非常复杂的。但归纳起来看,凡中于上部的,多属轻清之邪;中于下部的,多属重浊之邪。由自然界的影响而形成的病邪,叫作大邪,大邪中人肌表;由情志刺激而形成的病邪,叫作小邪,小邪伤人内脏。伤于饮食而形成的病变,叫作槃饪之邪,也就是宿食。以伤人的时刻而论,风多中于午前,寒多中于午后。以伤人的部位而论,湿多伤于下部,雾多伤于上部,雾多伤皮腠,湿多流关节。以脉象而论,风能使脉浮,寒能使脉紧。寒重了,就要伤经;热重了,就要伤络。这样看来,五邪的中人,都有一定的法度。

【按语】此节可分两段:前段是就经络脏腑而举出疾病的数目。其中十八病、九十病、一百零八病、六微、三十六病等,现已无法考据。后段说明五邪的不

---

❶ 妇人的七症……三十六种病:《诸病源候论》为十二癥、九痛、七害、五伤、三痼。

同性质,伤人的不同部位,均是在"天人合一"的思想指导下,用"同气相求"的原理来说明的。

【第十四节】 问曰:病有急当救里救表者,何谓也? 师曰:病,医下之,续得下利,清谷①不止,身体疼痛者,急当救里;后身体疼痛,清便自调者,急当救表也。

【词解】 ①清谷:泄泻未消化的食物。

【语释】 问:有表病兼有里病的,有些是当先救里,有些当先救表,这是什么道理呢? 师说:表里同病的,要斟酌轻重缓急去施治。譬如,有表证的病人,应当先解表,医生反给他泻药吃,接着就下利、清谷不止,这是诛伐太过,伤了脾胃的缘故。这时虽有周身疼痛的表证,但也应当以救里为急,救里以后,身体仍然疼痛,大便已经恢复正常的,这时里阳已经不虚,又当以救表为急了。

【按语】 救里为了扶正,救表为了攻邪。抗邪必赖正气,所以正气虚的,急于扶正;正气不虚的,又当急于攻邪。

【第十五节】 夫病痼疾①,加以卒病,当先治其卒病,后乃治其痼疾也。

【词解】 ①痼疾:指陈久难治的疾病。

【语释】 有旧病的人,又得了新病,旧病的发展缓慢,不是短时间所能治好的;新病的发展急剧,可以在短时间内治好。同时有旧病的人,元气一定虚弱,若不速治新病,很容易新旧合邪,加重了旧病。因此根据缓急情况,应当先治新病,新病治好了,再治旧病。

【按语】 以上两节,指出了治疗要分先后缓急。正与邪比,扶正为先,正气不虚,然后攻邪;邪与邪比,急者为先,急者去掉,然后治其缓者。这是治疗上的基本原则。

【第十六节】 师曰:五脏病各有得者愈;五脏病各有所恶,各随其所不喜者为病。病者素不应食,而反暴思之,必发热也。

【语释】 师说:五脏的性质不同,因而它的苦欲喜恶也不同。五脏各有它适合的性味,如肝色青宜食甘,心色赤宜食酸之类;也各有它所憎恶的性味,如心恶热、肺恶寒之类。适合的即其所喜,憎恶的即其所不喜。所喜的能安脏气祛病气,所以说"各有所得者愈"。所不喜的,能伤脏气助病气,所以说"各随其所不喜者为病"。如平素不喜欢吃的东西,而病时突然喜欢吃,这是脏气为病气所变的缘故。吃了以后,不但病不能愈,反能助邪而使人发热。

【第十七节】 夫诸病在脏,欲攻之,当随其所得而攻之。如渴者,与猪苓汤。余皆仿此。

【语释】病入里为在脏。病邪入里必然有所结聚,若想治疗入里的病邪,必须找出特点。譬如患者口渴,如果是少腹满,小便赤涩,便是水蓄膀胱,应用猪苓汤,攻去其水,水去了,热无所附而自去,渴自然就好了。余可类推。

【按语】以上两节指出,治疗疾病要"察苦欲""攻所得"。根据病人的苦欲,注意其调摄;根据诊断得出疾病的特点,而施行论治,这都是"治病必求于本"的道理。仲景用瓜蒂散吐痰以治厥,用承气下燥屎以治谵语,用桃核承气汤攻蓄血以治狂等,都是病在内脏,随得而攻之的实例。

【李批】脏泛指内部一切脏器,如《内经》"凡十一脏皆取决于胆",《伤寒论》中的"病人脏无他病"等皆是,不是单指五脏。

结　语

本篇是在《内经》的基础上进一步发挥了"天人合一"的指导思想和"阴阳五行"的基础理论,提示了"辨证施治"的原则。"五脏元真通畅,人即安和""客气邪风,中人多死"及"未至而至,至而太过"等,充分说明了养生的重要意义和人与自然界的密切联系,给予我们以"预防为主"的启示。

"见肝之病,知肝传脾""厥阳独行""五脏病各有所得者愈,各有所恶所不喜"等,都是用阴阳五行的道理,说明人体内脏之间的相互影响和相互制约的关系,充分发挥了整体观念在诊断和治疗上的作用。

以上两点,是全书的主要精神,也是中医学的特点,我们必须细心钻研和体会。

痉湿暍病脉证[1]第二

论一首　脉证十二条　方十一首

痉、湿、暍三病,都起于太阳,三者都有湿和热的因素,所以合为一篇。

痉病以口噤、背反张为主症;湿以身体关节痛为主症;暍以脉虚身热为主症。《素问·至真要大论》说的"诸痉项强,皆属于湿",本论"脏腑经络篇"说的"湿流关节",《素问·刺志论》说的"气虚身热,得之伤暑",《素问·热论》说的"凡病伤寒而成温者,先夏至日者为病温,后夏至日者为病暑",《素问·阴阳应象大论》说的"寒伤形,热伤气",可互相参考,以帮助理解本篇的病因、病理。

本篇的"暍",是夏季的热性病,就是伤暑证,后世所说"中暍",如"夏季远行,忽然头痛壮热,无气以动,昏晕闷倒"。《巢源·中暍候》(《巢源》即《诸病源候论》,又名《巢氏病源》),下同)所说:"夏季炎热,人冒涉远路,热毒入内……气卒绝,阳气暴壅,经络不通"。西医的"日射病"和本篇所讲的"暍",名同实异,不可混为一谈。

【第一节】　太阳病,发热无汗,反恶寒者,名曰刚痉——作痓,余同。

【语释】病者口噤、背反张、发热无汗,则不当恶寒,乃反恶寒的,必是从太阳病发展而来。由于津液不输,筋脉失养,这不叫作太阳伤寒,叫作刚痉。

【第二节】　太阳病,发热汗出,而不恶寒,名曰柔痉。

【语释】病者项背强直,同时又有发热汗出的太阳中风症,但太阳中风当恶寒,乃不恶寒,这是风邪变热,外伤筋脉的病变,叫作柔痉。

【按语】痉病在筋,必有筋脉强直的症状。刚柔从有汗、无汗上分别,是从相对的两方面说明病势的缓急。因表实无汗的病势急,急则为刚;表虚有汗的病势缓,缓则为柔。观十一、十二两节,其义自明。

【第三节】　太阳病,发热,脉沉而细者,名曰痉,为难治。

【语释】发热恶寒的太阳病,无论伤寒中风,脉必见浮,若患者津液亏乏,抗

[1] 邓本证后有"治"字。

力不足,脉搏不能浮,而沉细,再受到热邪的煎烁,就要津枯筋急而成痉,这是由于津液素亏而形成的,所以难治。

【按语】以上三节是外感六淫化燥化风而成的痉病,可以看出痉病多是津枯筋急的病变。无汗表实的是刚痉,有汗表虚的是柔痉。从本节"发热,脉沉而细者,名曰痉"来看,可知热病消烁津液或津液素亏的患者,都容易形成痉病,这是临床上应当注意的。

【第四节】 太阳病,发汗太多,因致痉。

【语释】太阳病虽应汗解,倘若汗出太多,则既能伤阴,又能亡阳,阴伤则筋脉得不到濡润,阳亡则筋脉得不到温养,必拘急挛缩而成痉病。

【第五节】 夫风病,下之则痉,复发汗,必拘急。

【语释】风为阳邪,容易化燥伤津,凡疾病有风之因素在内的,如风痹风温、太阳中风等,在治疗上,或行血以息风,或清热以息风,解肌以祛风,都不可用下法。如果下之,则津液受伤,筋脉失养,就化燥成痉。如果再发其汗,则津液更加亏耗,不能滋养筋脉,必然要出现四肢拘急挛缩的症状。

【第六节】 疮家,虽身疼痛,不可发汗,汗出则痉。

【语释】不断生疮的人,叫作疮家。津液平素已经受到亏损,虽然有周身疼痛的症状,但也不可发汗,否则津液更伤,必变成痉。

【按语】以上三节说明凡汗下伤津导致血枯化燥和前三节相比,虽然来路不同,但病理上都是津枯血燥,症状上都是筋脉挛急,是异中之同。在治疗上,前者宜解热以救津,后者则宜回阳以固津,或养阴以救津,又是同中之异了。

【第七节】 病者,身热足寒,颈项强急,恶寒,时头热,面赤,目赤,独头动摇,卒口噤,背反张者,痉病也。若发其汗者,寒湿相得,其表益虚,即恶寒甚。发其汗已,其脉如蛇。一云:其脉浛浛。

【第八节】 暴腹胀大者,为欲解。脉如故,反伏弦者,痉。

注:此两节据唐容川本合为一节读。

【语释】病者全身发热,颈项强急而不柔和,怕冷,脚发凉,有时头上特别热,脸发热,眼发红,表现出热势上冲、风火炽盛的症状,特别是病人头已不能转,只是动摇,又猝然出现牙关紧闭,角弓反张,这就是痉病的主要症状。痉病如果发汗,使汗液的湿和外面的寒互相结合起来,并且出汗以后,表更虚了,病人必然怕冷。若是发汗以后,脉搏变成屈曲不匀整,就像蛇爬行一样,同时患者腹部突然胀大起来,这是风去而湿邪下行的现象,所以为欲解。若发汗后,脉搏的弦急和从前一样,或者更伏更弦,那就仍然是痉病。

【按语】此节说明痉的主症,和发汗以后有"变虚""欲解""不欲解"的三种转变。"暴腹胀大者,为欲解"一句,唐容川以为"变背反张为腹暴大,是阳来和阴"。按痉病患者的腹部,多是凹陷的,即所谓"舟状腹"。这里所说的暴腹胀大,可能是病将愈,而腹部恢复正常的一种表现。

【李批】肝死脏脉有"或屈曲如蛇行者死"。

【第九节】 夫痉脉,按之紧如弦,直上下行。一作:筑筑而弦。《脉经》云:痉家其脉伏坚,直上下。

【语释】痉的症状是劲急强直,痉的脉搏也是劲急强直,按之非常紧,就像新张弓弦一样,从寸到尺,直上直下,而且脉管收缩,多兼沉伏,和伤寒的浮紧不同。

【按语】此节补出痉病的主脉,和上节合看,脉证始备。

【第十节】 痉病有灸疮,难治。

【语释】痉病本来是津液耗伤的病,若再灸而成疮,则脓血久渍,津液更伤,风热更盛,是很难治的。

【按语】第三节的难治,是痉和伤寒对比,痉为津液亏,比伤寒为难治。此节的难治,是痉和痉对比,有灸疮为津液枯,比一般痉难治,提示了治痉应以救津液为主。

【第十一节】 太阳病,其证备,身体强,几几①然,脉反沉迟,此为痉,栝蒌桂枝汤主之。

【词解】①几几:音殊,就是强直的样子。

【语释】病人具备了头痛、身热、汗出等太阳症状。好像是桂枝汤证,同时项背部强直不灵活,又好像是桂枝加葛根汤证。但桂枝汤、桂枝加葛根汤证脉当浮缓,而现在脉搏沉迟,这就不是伤寒而是风淫于外、津伤于内的柔痉了,应用瓜蒌桂枝汤主治。

栝蒌桂枝汤方

栝蒌根二两　桂枝三两(去皮)　芍药三两　甘草二两(炙)

生姜三两(切)　大枣十二枚(擘)

上六味,以水九升,煮取三升,分温三服,取微汗,汗不出,食顷,啜热粥发之。

注:古书排列都是从右向左,所以叫"右";此书排列都是从上向下,所以书中的"右"字均改为"上"字。

【方解】病从太阳来,且属表虚,所以取桂枝汤为主。项背强几几,在伤寒应加葛根。但脉见沉迟,是津伤于内的征象,和伤寒不同,所以不加散邪为主的葛根,而加生液润筋的天花粉。

【第十二节】　太阳病,无汗而小便反少,气上冲胸,口噤不得语,欲作刚痉,葛根汤主之。

【语释】凡是出汗的小便当少,无汗的小便当多。今头痛发热的太阳病,没有汗,小便倒反少,这是邪实于表,腠理闭塞,气机奔赴于表而不下输的缘故。不下趋则必然上冲,因而牙关紧闭,不能说话。津液不输,筋脉就要失养,这是将发刚痉的先兆,应用葛根汤主治。

葛根汤方

葛根四两　麻黄三两(去节)　桂枝二两(去皮)　芍药二两

甘草二两(炙)　生姜三两(切)　大枣十二枚(擘)

上七味,㕮咀,以水一斗❶,先煮麻黄、葛根,减二升,去沫,内诸药,煮取三升,去滓,温服一升,复❷取微似汗,不须啜粥,余如桂枝汤法将息及禁忌。

【方解】本方是由桂枝汤加麻黄、葛根所组成。取桂枝汤以解肌为主,加麻黄以开腠理,而重用葛根以滋养筋脉,这样腠理解利,气机恢复,故筋脉和柔而痉病自止。

【按语】此二节补出柔痉和刚痉的治法。同是有汗之项背强几几,在伤寒未言脉沉迟,是表邪为主,所以加葛根兼散其外;此则脉沉迟,以津枯为主,所以加天花粉兼滋其液。同是无汗之项背强几几,在伤寒未言小便不利,用葛根汤解表邪兼养阴气;此则小便不利,用葛根汤开腠理,以恢复气机。用药虽同,机

---

❶ 一斗:邓本作乙升。

❷ 复:邓本作覆,互通。

理略有不同，学者应当注意。

【第十三节】 痓为病—本痓字上有刚字，胸满口噤，卧不着席，脚挛急，齘齿①，可与大承气汤。

【词解】①齘齿：咬牙。

【语释】痓病，由气上冲胸发展为胸满；由口噤不得语发展为口噤而咬牙；由项背强几几发展为卧不着席，脚挛急。这是里热太盛的征象，病势险恶，非轻方可治，可以酌情给予大承气汤。

大承气汤方

大黄四两（酒洗）　厚朴半斤（炙，去皮）　枳实五❶枚（炙）　芒硝三合

上四味，以水一斗，先煮二物取五升，去滓；内大黄，煮取二升，去滓；内芒硝，更上火微一二沸❷，分温再服，得下止服。

【方解】大黄、芒硝泄其燥热；枳实、厚朴破其壅塞。本证应用此方的目的，在急下以存阴。

【按语】此节指出痓病的里证，应当泻热救阴。急症急方，不可姑息，但必须斟酌妥当，不可鲁莽从事。

【李批】此证关键全在"胸满"。

"湿热病篇"（薛生白）云："湿热证，发痓神昏笑妄，脉洪数有力，开泄不效者，湿热蕴结胸膈，宜仿凉膈散。若大便数日不通者，热邪闭结肠胃，宜仿承气微下之例。"可与本条互参。

小结：以上十三节，首三节，指出外感风热化燥的痓病；第四至六节，指出误治伤津化燥的痓病；第七至九节，指出痓病的主症主脉；第十节指出津液耗伤的难治症；第十一、十二节的解表中，指出了寓有养阴的意义；第十三节的下法中，指出了以泻热存阴为急。

从方剂上观察，可知这是治疗风热化燥的痓病的方法，对于误治伤津的痓，以及病久阴虚化痓（如慢惊风）、外伤感染化痓（如破伤风、产后风、脐风），就不适用了。因此，痓的全面治疗法则，还须参考后世各家著述，才能运用不穷。

【第十四节】 太阳病，关节疼痛而烦，脉沉而细—作缓者，此名湿痹

❶ 五：邓本作王，形误也。
❷ 沸：邓本作弗，通沸。

16

《玉函》(即《玉函经》,下同)云:中湿。湿痹之候,小便不利,大便反快,但当利其小便。

【语释】太阳病,全身关节疼痛,而且热辣辣的,脉不是浮紧、浮缓,而是沉细。这是湿邪阻遏,脉道不利的缘故,可以断定这是湿痹的症候。湿痹的患者,由于湿邪阻遏,往往有小便不利而大便反觉快利的症状。治疗时只要利其小便,去其郁遏的湿邪就好了。

【按语】湿为六淫之一,所以受病也必从太阳开始。本节和第三节比较,同属太阳病,同是脉沉细,但痉病重在发热,湿痹重在关节疼痛而烦;痉病的沉细,是元气惫、阴液虚,本节的沉细是湿气阻、脉道涩。脉象虽同,病因病机不同。

【第十五节】 湿家之为病,一身尽疼—云:疼烦,发热,身色如熏黄也。

【语释】平素常患湿病的人,叫作湿家。这种人里湿本重,再感受了外湿就不仅是关节疼痛而烦了,而是能使全身关节肌肉没有不痛的地方。湿邪阻滞,阳气被郁,必然发热,湿热熏蒸,必全身发黄,湿气太重,则黄而且暗,像烟熏的一样。

【按语】上节未提出湿家,是指内湿不重的人而言的;此节提出湿家,是指内湿素重的人,同是感受外湿,而内在因素又是决定病变轻重的关键。

各家注解多在此节下补出方剂治法,其实这几节是说明病理机转。至于治法,下面几节自有原则可循。只要能掌握了病理机转和用药原则,无论病情怎样变化,都能应付自如。若必于每节补出方剂,反印定后人眼目。因此,凡是关于病因病机的条文,对各注家所补方剂,概不采录。

【第十六节】 湿家,其人但头汗出,背强,欲得被复向火。若下之早则哕,或胸满,小便不利—云:利,舌上如胎者,以丹田有热,胸上有寒,渴欲得饮而不能饮,则口燥烦也。

【语释】平素有湿,阳气又素虚的人,再感受了外湿,湿邪外闭于肌表,阳气微弱,不能抗邪于外,仅能上蒸于头,所以"但头上汗出"。湿邪侵入太阳经络,所以背部强直。阳气本虚,湿又伤之,所以恶寒,想覆被向火。在治疗上应当温经散寒,助阳化湿;不到湿久化热,湿蕴成实的时候,不可用下药。若下的过早,胃阳受伤,就要哕逆。寒湿之邪陷于胸中,就要发满。这时生死之机,全看小便。如果小便利,就是阳衰于上,并脱于下,必死。如果小便不利,舌上似有舌苔,这是丹田之热尚在,也就是下焦之阳未伤,还能固摄小便。因阳气已不能输送津液,所以口干而渴欲饮水,又因胸有寒湿,所以又不能饮。不饮不可,欲饮不能,所以燥而发烦。

【按语】丹田指下焦而言。"丹田有热",有的解为胸中之阳,陷于下焦而为热;有的解为寒湿之邪,陷于下焦郁而化热。笔者认为:这些说法都是为"小便不利"一句的解说。应知下后小便不利,乃正常现象,唯小便利才是变证。参看下节"小便利者,死",其义自明。

【李批】本节好像湿热病,《湿热条辨》谓"其症始恶寒,后但热不寒,汗出胸痞,舌白或黄,口渴不引饮"。头汗出是湿热内郁,虽然胸痞,但不可下,所以说下之早则哕。"胸上有寒"指痰湿,"下之早"一句应作夹注看。

【又注】丹田之热上蒸与胸中之寒(痰湿)相结,故胸满(胸痞)、舌上如苔(舌白或黄)、渴欲得饮而不能饮(口渴不引饮)。不可下,下之早则哕。

【再注】"若下之早则哕"一句,应作夹注看。寒乃指痰湿。

【第十七节】 湿家,下之,额上汗出,微喘,小便利一云:不利者,死;若下利不止者,亦死。

【语释】湿家不应下,纵然多有汗出、胸痞这样的症状,但只宜苦辛开泄,不宜用下法。若误用下法,使元气受伤,阴阳就容易脱散。阳从上脱,就出现额上汗出和微喘的现象。若阴从下脱,就小便自利,这样就成为死证。若小便虽不利,而腹泻不止的,是阳不摄阴、阴从下脱的现象,也是死证。

【按语】上节是误下之坏证,此节是误下之死证。上节头汗出,在未下之先,是郁阳上出;此节额上汗出,在已下之后,是孤阳上越。上节不至于死是小便不利,元阳尚能摄阴以自固;此节必至于死,是小便自利,孤阳上越不能摄阴而下脱。可见小便的利与不利,既是湿症的诊断要点,又是下后的生死关键,临床上必须细心观察分析。

【第十八节】 风湿相搏,一身尽疼痛,法当汗出而解。值天阴雨不止,医云:此可发汗,汗之病不愈者,何也? 盖发其汗,汗大出者,但风气去,湿气在,是故不愈也。若治风湿者,发其汗,但微微似欲出汗者,风湿俱去也。

【语释】湿邪兼有风邪的,叫风湿。风与湿相搏结的病人,周身疼痛,这是病在表,治法应当发汗。若正逢连日阴雨的天气,医生说:风湿应当发汗,可是发汗以后,病仍不好,这是什么道理呢?因为发汗也要掌握发汗的方法。对风湿病来说,风性是急的,急的可以急除;湿性是缓的,缓的就得缓治。如果在出汗时,汗出得太急太多,仅能把风气去掉,湿气仍然存在。同时,在阴雨天气,空气中的湿度又浓,汗孔骤开,外湿又必乘虚而入,所以病不能好。因此,治风湿病,发汗的方法,是使周身微微湿润,似乎出汗的样子,风湿才能俱去,病才能好。

【按语】此节指出风湿病的正治是发汗,所以必须灵活掌握发汗的方法。

【第十九节】 湿家病,身疼发热,面黄而喘,头痛鼻塞而烦,其脉大,自能饮食,腹中和无病,病在头中寒湿,故鼻塞。内药①鼻中则愈。
《脉经》云:病人喘。而无"湿家病",以下至"而喘"十一字。

【词解】①内药:纳药。

【语释】湿家病,身疼发热,面部色黄而出现喘症的,这是湿邪偏重于上部,因而出现头痛、鼻塞的症状。鼻塞得厉害了,心里还要发烦。因为湿邪偏重于上部,所以发黄也仅局限于面部,而不是全身色如熏黄。因湿邪蒙蔽,使鼻窍不通,呼吸不利,所以喘。但湿邪不重,所以脉不沉细而大,且饮食如常,腹中也没有痛苦的感觉。据此就可以确诊不是腹中的病,而是头部受了寒湿,鼻塞是主要症状。此病不用内服药,只要纳药鼻中,把局部的寒湿去掉,使鼻腔通利,肺气通畅,病就好了。

【按语】从此节到二十四节,都是湿病的治疗方法。

【李批】头痛鼻塞因于湿首如裹。

【第二十节】 湿家,身烦疼,可与麻黄加术汤发其汗为宜,慎不可以火攻之。

【语释】平素有湿病的人,外感寒邪,除无汗、发热恶寒、脉浮紧等症状外,必周身烦痛,这是寒湿在表,应用麻黄加术汤,发汗最好。但不要用火劫法取汗。因为火气虽微,内攻有力,不但病不解,还容易变成坏证。

麻黄加术汤方

麻黄三两(去节) 桂枝二两(去皮) 甘草一两(炙)

杏仁七十个(去皮尖) 白术四两

上五味,以水九升,先煮麻黄,减二升,去上沫,内诸药,煮取二升半,去滓,温服八合,复取微似汗。

【方解】《本经》(即《神农本草经》,下同)谓:"术治风寒湿痹";《别录》(即《名医别录》,下同)谓:"除皮间风水结肿"。加入麻黄汤内,以麻黄汤散表寒,以白术除水湿,且能使发汗不至太过,这是寒湿发汗的正治法。

【第二十一节】 病者一身尽疼,发热,日晡所①剧者,名风湿。此病伤于汗出当风,或久伤取冷所致也,可与麻黄杏仁薏苡甘草汤。

【词解】①日晡所:指过午四五点钟的时候。

【语释】病人全身疼痛,并发热,每到傍晚的时候疼痛、发热就更厉害,这是湿而兼风的特征。因为湿是早晚一致,唯有兼风,才轻重有时。这是由于出汗的时候,感受了风邪,汗液不能外出,反留于肌表而为湿;或贪凉太过,体表的汗不能宣泄于外所形成的,所以用麻黄杏仁薏苡甘草汤主治。

麻黄杏仁薏苡甘草汤方

麻黄半两(去节汤泡) 甘草一两(炙) 薏苡仁半两 杏仁十个(去皮尖、炒)

上剉麻豆大,每服四钱匕,水盏半,煮八分,去滓,温服,有微汗,避风。

【方解】麻黄、杏仁散寒利气;薏苡仁主筋急拘挛,久风湿痹;甘草补中,且缓和药力,寓有"微微似欲汗出者"的意思。

【按语】人与自然环境是统一的。病邪得天气之助,则病势增强,如阳明病日晡所潮热便是。正气得天气之助,则抗病力强,如风湿日晡所剧便是。旧有湿邪,则阳气多衰,所以称为"湿家";旧无湿邪,则阳气犹强,所以此节只称"病者"。两相比较,上节为重,此节为轻,所以上节麻黄不泡,且加桂枝之辛温以助其温散;此节麻黄用泡,仅加杏仁之苦温以助其开泄。上节不言发热,用白术之温;此节言发热,就用薏苡仁之寒。仲景辨证,字字都有深义,用药味味都有一定的原则,学习时必须细心钻研,才能得起奥妙。

【李批】此病宣痹汤当有效。方:防己、杏仁、滑石、连翘、栀子、薏苡仁、半夏、蚕沙、赤小豆皮、姜黄、海桐皮。

《临证指南医案》530页:"痛甚于午后子前,乃阳气被阴湿之遏。不食不饥,四肢痹痛,色萎黄,脉小涩,宜微通其阳,忌投劫汗。方用:茯苓、草薢、木防己、晚蚕沙、泽泻、金毛狗脊。"

原济南军区后勤卫生部编《中草药验方新编》:麻杏薏甘汤治疗结节性红斑有效。症状:好发于两小腿伸侧,为圆形或椭圆形结节,约蚕豆或樱桃大小,颜色初为鲜红,渐变暗红或紫红,边缘清楚,从不化脓破溃。主觉疼痛,触之更甚,常伴发热、关节痛等全身症状。一般 4~6 周消退,但可复发,青年女性较多见,少数可累及股部或上肢。

【第二十二节】 风湿脉浮,身重,汗出恶风者,防己黄芪汤主之。

【语释】风湿病脉搏浮、汗出怕风,没有头痛项强的症状,而有身重的感觉,这不是太阳中风,而是表虚的风湿病,应用防己黄芪汤主治。

防己黄芪汤方

防己一两　甘草半两(炒)　白术七钱半　黄芪一两一分(去芦❶)

上剉麻豆大,每抄五钱匕,生姜四片,大枣一枚,水盏半,煎八分,去滓,温服,良久再服。喘者,加麻黄半两;胃中不和者,加芍药三分;气上冲者,加桂枝三分;下有陈寒者,加细辛三分。服后当如虫行皮中,从腰下如冰,后坐被上,又以一被绕腰以下,温令微汗,差。

【方解】防己、白术健脾祛湿;黄芪、甘草益气祛风;正气充足,外风自去,这是"扶正即所以祛邪"的方法。

【按语】上节是表实的风湿,此节是表虚的风湿。表实则无汗,玄府闭塞,真气不得出入,所以一身尽痛;表虚则有汗,有汗则肤表疏泄,阳虚不能祛邪外出,故身不痛但重。可知身痛是湿邪闭塞的特征,身重是湿邪凝着的特征。

【李批】《千金方·风痹门》亦载此方,"防己四两,甘草二两,黄芪五两,生姜、白术各三两,大枣十二枚。上六味,㕮咀,以水六升,煮取三升,分三服。服了坐被中,欲解,如虫行皮中,卧取汗"。与本方相较,大体为本方之四倍。被分三服,此则顿服,亦所差不多。又,《千金》(即《千金方》,下同)无加减法,此方有加减法。一般认为《千金》所载,是《金匮要略》之原方。

【第二十三节】 伤寒,八九日,风湿相搏,身体疼烦,不能自转侧,不呕不渴,脉浮虚而涩者,桂枝附子汤主之。若大便坚,小便自利者,去桂加白术汤主之。

【语释】风湿相搏的外感病,经过了八九天,全身烦痛,自己不能转侧,不呕不渴,这是表邪还未入里。脉搏又浮虚而涩,浮虚是表阳不足,浮涩是表有湿邪。又病湿的人多小便不利,大便反快,这时应用桂枝附子汤主治。用附子扶阳以逐湿,用桂枝走表兼理膀胱气化,以行小便。若其人小便本来自利,大便不

❶ 去芦:邓本漫漶。

快而比较坚硬的,就不用桂枝,而加走表祛湿的白术主治。

桂枝附子汤方

桂枝四两(去皮)　附子三枚(炮、去皮、破八片)　生姜三两(切)

甘草二两(炙)　大枣十二枚(擘)

上五味,以水六升,煮取二升,去滓,分温三服。

白术附子汤方

白术二两　附子一枚半(炮,去皮)　甘草一两(炙)　生姜一两半(切)

大枣六枚(擘)

上五味,以水三升,煮取一升,去滓,分温三服。一服觉身痹,半日许再服,三服都尽,其人如冒状,勿怪,即是术附并走皮中,逐水气未得除故耳。

【方解】附子温经逐湿;桂枝去皮肤风湿兼入膀胱化气以利小便;甘草、姜、枣调和营卫,健脾胃,起辅助作用。若小便利,是膀胱之气化功能还充足,所以不用桂枝,而用专除皮间风水的白术。

【按语】湿是六淫之一,其伤人也和风寒一样,先从肌表开始,所以第十四节称之曰太阳病;其见症也有身疼、发热等,所以此节称之为伤寒。其不兼风证的叫湿痹,脉沉细,当温里阳,以利小便。兼有风证的叫风湿,脉浮虚而涩,当助表阳,以祛外湿。兼小便不利的,治当化气行水,所以用桂枝。小便自利的,专治皮间水湿,所以去桂枝用白术。对于白术的作用,历来都认为专除内湿,从本篇凡用白术的方剂,都是表湿较重,再参考《本经》《别录》,对于白术的效用,能得到更充分的认识。

【李批】白术附子汤方可参看本书"中风历节篇"近效术附汤批注。

【第二十四节】　风湿相搏,骨节疼烦,掣痛不得屈伸,近之则痛剧,汗出短气,小便不利,恶风,不欲去衣,或身微肿者,甘草附子汤主之。

【语释】风湿互相搏结,则有骨节疼烦、抽掣作痛,不敢屈伸,一有外物触近,就痛得更严重等症状。因其表阳已虚,所以汗出,怕冷恶风,不敢脱衣服。湿阻于里,气化不行,所以小便不利。湿邪瘀滞,呼吸不利,故感到短气。甚至外湿过盛,血脉受阻而出现微肿。这时应用甘草附子汤主治。

甘草附子汤方

甘草二两(炙)　附子二枚(炮、去皮)　白术二两　桂枝四两(去皮)

上四味,以水六升,煮取三升,去滓,温服一升,日三服。初服得微汗则解,能食、汗出、复烦者,服五合;恐一升多者,服六七合为妙。

【方解】附子温经达表,与白术同用,可以去皮间风水结肿;与桂枝同用,可以通血脉使肌表固密。白术又能健脾利湿。桂枝能助膀胱以行湿。甘草有培补中气、调和诸药的功能。

【第二十五节】 太阳中暍,发热恶寒,身重而疼痛,其脉弦细芤迟,小便已,洒洒然毛耸,手足逆冷,小有劳,身即热,口开前板齿燥❶。若发其汗,则其恶寒甚;加温针,则发热甚;数下之,则淋甚。

【语释】暍就是暑,也是六淫之一,所以中暍也从太阳开始,故有发热恶寒的症状。暑必挟湿,所以身重而疼痛。暑邪伤气,汗多耗津,所以脉象弦细芤迟。小便时,阳气随气机下陷,所以洒洒然毛耸。阳气不足,不能达于四肢,所以手足逆冷。略一劳动,元气不支,身上就发热,热甚则喘而口开,口开则前板齿干燥。若再发汗,则阳气更虚而恶寒更甚。若加温针,则阴津益虚而发热更甚。津液不足,再数下之,那么小便淋涩的症状更加严重。

【按语】此条指出中暍的脉症和治疗的禁忌。它和伤寒的区别:伤寒的发热是阳气盛,中暍的发热是阴气虚。伤寒的恶寒是汗孔闭密,表阳郁遏;中暍的恶寒是汗孔疏泄,表阳不足。所以脉象上,伤寒则浮紧,中暍则弦细芤迟。在治疗上,伤寒在表宜汗,在里宜下;中暍则汗下温针,都不适宜。

【李批】"太阳中暍发热恶寒……"后人多主东垣清暑益气汤。徐洄溪已讥本方用药杂乱,汪曰桢按语云:梦隐所定清暑益气汤方,用西洋参、石斛、麦冬、黄连、竹叶、荷梗、知母、甘草、粳米、西瓜翠衣十味,较东垣方为妥。

按本节之太阳中暍亦当用梦隐所定之方,可参考《温热经纬·湿热病篇》第三十八条。

按本节用竹叶石膏汤即当有效。梦隐之清暑益气汤实即竹叶石膏汤去生姜、半夏、石膏,加石斛、黄连、荷梗、西瓜翠衣(代石膏)而成。

【第二十六节】 太阳中热者,暍是也。汗出、恶寒,身热而渴,白虎加❷人参汤主之。

【语释】太阳病,由于中暑热而引起的叫作暍病。有汗出、恶寒、身热而渴等症状,这是中暍之偏于热的,应用白虎加人参汤主治,以清热生津而固元气。

---

❶ 口开前板齿燥:邓本作口前开板齿燥。
❷ 加:邓本无"加"字,疑脱文。

白虎加人参汤方

知母六两　石膏一斤(碎)　甘草二两　粳米六合　人参三两

上五味,以水一斗,煮米熟汤成,去滓,温服一升,日三服。

【方解】清热用白虎,生津加人参。凡白虎汤证,脉必洪大,在暍却多虚弱,这是暍病的特点。

【第二十七节】　太阳中暍,身热,疼重,而脉微弱,此以夏月伤冷水,水行皮中所致也,一物瓜蒂汤主之。

【语释】太阳病,有身上发热,痛而且重的症状,脉搏微弱,这是太阳中暍而偏于湿的病变。由于夏天暑热,毛孔开张,正当汗出的时候,突然用冷水洗浴,热不能散,汗不能出而水湿行于皮中的缘故。瓜蒂最能除水气,用一物瓜蒂汤主治。

一物瓜蒂汤方

瓜蒂二十个

上剉,以水一升,煮取五合、去滓,顿服。

【方解】据《本经》云:瓜蒂苦寒,主治大水,身面四肢浮肿。苦寒又可胜热。高学山说:"此药善涌,涌则开提阳气,能使微弱之脉自振,将水气运为自汗,而身热疼重,俱可解散。"

【按语】以上两节是就暍证之偏热偏湿作了区别,而出其方治。偏热则以热渴为主,应清热;偏湿则以痛重为主,应祛湿。同第二十五节来看,清热利湿之中,又要照顾其虚,寥寥三节,治暑之大法,已较全备。

【李批】用吐法以发汗,张子和深得其秘。

结　语

本篇对耗津成痉的致病原因,做了反复说明,又以有汗、无汗为重点,区别了刚痉、柔痉的不同症状,并指出治疗法则。对暍病的论述,虽只三节,但阐明了偏热偏湿的不同症状和治法,都给临床上提示了明确的理论依据。论湿部分比较详细,其中有病因、有分类、有症状、有治疗。

关于病因方面,第十四节提出"太阳病"三字,指出外湿;第十五节提出"湿家"二字,指出内湿。两节合参,可以看出,招致外湿多因先有内湿。内湿轻的症状也轻,内湿重的症状也重。又湿为阴邪,凡每节首冠有"湿家"二字的,多是寒湿症状。

关于分类方面：本篇有湿痹、湿家、寒湿、风湿等字样，因而有依此划分为四类的。其实，湿家是指平素有湿的体质而言，不能独为一类，其余的风寒痹，也仅是从脉症上来区分，并无严格的界限。脉沉细、小便不利是闭的表现，所以叫湿痹；鼻塞头痛是寒的表现，所以叫寒湿；日晡发热、汗出恶风、身痛脉浮等是风的现象，所以叫风湿。其实是由于患者的体质不同，所反映出的不同症状，故不必从风寒等字面上去追求。如第二十一节所说的"此病伤于汗出当风或久伤取冷所致也"，汗出当风，固然可以说是风湿，久伤取冷则应为寒湿，但也列于风湿病因之内，这就说明：称风称寒，主要是从症状反映上来划分，不是从感受因素上来划分，这就是"辨证论治"的主要精神。

关于症状方面：外证以"痛"为主症，内证以"小便不利"为主症。痛又有在关节、在肌肉、烦痛、掣痛、不痛但重的区别。再结合有汗无汗，发黄不发黄，腹中和不和，来分析归纳，才能作出正确的诊断。

在治疗方面：指出在表宜汗，在里宜利小便、忌下、忌火攻，而发汗又忌阴天、忌大汗、忌骤汗。用药规程，表实的要辛温开泄，表虚的要益气行湿，以及助阳化湿，温经散寒，或达表逐湿等，随症变通，灵活运用，但"湿为阴邪"，故绝不用寒凉柔润一类的药物，这是临床时应掌握的原则。

百合狐惑阴阳毒病证治第三

论一首　证三条　方十二首

百合、狐惑又见于《巢源》《千金》，都说和伤寒有关，且多是热性病的余波，阴阳毒虽然自成体系，但也属于天行时气的范围，因此仲景合为一篇。

【第一节】　论曰：百合病者，百脉一宗，悉致其病也。意欲食，复不能食，常默默，欲卧不能卧，欲行不能行。饮食或有美时，或有不用闻食臭时。如寒无寒，如热无热。口苦，小便赤，诸药不能治，得药则剧吐利。如有神灵者，身形如和，其脉微数。每溺时头痛者，六十日乃愈；若溺时头不痛，淅然者，四十日愈；若溺快然，但头眩者，二十日愈。其证或未病而预见；或病四五日而出，或病二十日，或一月微见者，各随证治之。

【语释】百合病的特征是分不清阴阳表里、脏腑经络，好像全身百脉一齐受病。这种病，想吃东西，却又吃不下去，经常不爱说话，想卧又卧不稳，想走又不能走。有时吃饭觉得很香，有时嗅到饭味就够了。好像发冷，而其实不冷；好像发热，而其实不热。口里发苦，小便发红，一般的药物都治不好，甚至吃了药还要加重，出现或吐或泻的反应。病情恍惚，难以捉摸，像是神灵作祟一样。从外貌看，又好像没有病，按取脉搏，稍微快些。这是精神失常的病变，其原因是病后余热未清，扰及神明，所以热重的病情也重，好得也慢；热轻的病情也轻，好得也快。从小便时的感觉，就可以知道病的轻重。如小便时头痛，这是气随小便下陷，头部郁热，随之而膨胀的缘故，大约得六十天才能好。若小便时头不痛，但觉渐渐然像怕风似的，这是郁热较轻，大约得四十天就能好。若是小便通利，小便后仅仅觉得头晕的，这是病情更轻，大约有二十天就能好。这种病多是热性病的遗热所致，但也有情志郁结蕴热所形成。由于遗热所形成者，一般出现在病势退后的四五天，或二十天，或一个月以后。各随其见证，于百合汤中加入对症的药物以治疗之。

【按语】百合病，因主治药物为百合而得名。从"如有神灵"，可以看出是神经失常;从"头痛""不痛""但眩"可知其病在脑;从"口苦,小便赤""其脉微数",可知其病属于热;从"或未病而预见""或病四五日而出,或病二十日或一月微见者",可知此病有"五志生火"和"热病所遗"两种原因。百合有清热、补虚、安神、利大小便的作用,所以用为主药。

【李批】《中医杂志》1965 年 11 期报道 1 例:患者,男,50 岁,欲卧不能卧,欲行不能行,一月来,时寒战,时发热,时昏睡,时惊叫,时而能食,时而汤水不能下咽,大便硬,尿如血水,涓滴作疼,经某县医院诊断为结核性脑膜炎及慢性肾盂肾炎。作者认为本例与百合病相似,用百合地黄汤治疗,日服 1 剂,10 天后病情好转,再用瓜蒌牡蛎汤加减,30 余剂后,诸症消失。

【第二节】 百合病,发汗后者,百合知母汤主之。

【语释】百合病,误发其汗,不能愈病,反伤津液,当用百合知母汤救治之。

百合知母汤方

百合七枚(擘)　知母三两(切)

上先以水洗百合,渍●一宿,当白沫出,去其水,更以泉水二升,煎取一升,去滓;别以泉水二升煎知母,取一升,去滓,后合和煎取一升五合,分温再服。

【方解】百合补虚、清热、养阴、安神、利小便。汗则伤津,所以加知母以清热生津。泉水有"下热气、利小便"的作用,故用泉水煎。

【第三节】 百合病,下之后者,滑石代赭汤主之。

【语释】百合病误用攻下的,当用滑石代赭汤主治。

滑石代赭汤方

百合七枚(擘)　滑石三两(碎、绵裹)　代赭石如弹丸大一枚(碎、绵裹)

上三味,先以水洗百合,渍一宿,当白沫出,去其水,更以泉水二升,煎取一升,去滓;别以泉水二升煎滑石、代赭,取一升,去滓后,合和重煎,取一升五合,分温服。

【方解】既经攻下,当有大便下利、小便不利的症状,故用滑石利小便,代赭石涩大便。

【第四节】 百合病,吐之后者,用后方主之。

---

❶ 渍:邓本作渍,系形误。

【语释】百合病，误用吐法，脏气受伤，阴液亏耗的，应用百合鸡子汤主治。

百合鸡子汤方

百合七枚（擘）　鸡子黄一枚

上二味，先以水洗百合，渍一宿，当白沫出，去其水，更以泉水二升，煎取一升，去滓，内鸡子黄，搅匀，煎五分，温服。

【方解】吐后多伤脏气，阴液亏耗，怔忡不宁，所以加鸡子黄以清热补虚。

【按语】以上3个方剂，于滋阴清热中，同时有滋化源、安脏气、和利小便的不同作用，都是误治以后，兼予补偏救弊的方法。这说明百合病是虚性病变，是忌用汗吐下的。

【第五节】　百合病，不经吐、下、发汗，病形如初者，百合地黄汤主之。

【语释】百合病，未经误吐、误汗、误下，病情和初得时一样，没有什么变化的，应用百合地黄汤主治。

百合地黄汤方

百合七枚（擘）　生地黄汁一升

上以水洗百合，渍一宿，当白沫出，去其水；更以泉水二升，煎取一升，去滓，内地黄汁，煎取一升五合，分温再服。中病勿更服，大便当如漆。

【方解】百合清气分郁热；地黄清血分郁热，其汁色黑，所以大便当如漆。

【按语】此节是百合病的典型治法，就是"见于阳者以阴法救之"的意思。

【李批】此方合甘麦大枣汤治脏燥有效，亦可加入麦冬。

【第六节】　百合病，一月不解，变成渴者，百合洗方主之。

【语释】百合病若是经过1个月以后，变成渴欲饮水者，这是邪聚于肺，肺阴受伤，津液不能四布的缘故，应用百合洗方主治。

百合洗方

上以百合一升，以水一斗，渍之一宿，以洗身。洗已，食煮饼，勿以盐豉也。

【方解】肺与皮毛相合，用百合外洗，药力能由皮毛而吸入肺脏。皮毛润泽而肺阴恢复，则燥热除而渴自止。煮饼，据《活人书》说即淡熟面条。《别录》粳米、小麦能除热止渴，故食之以助药力。因咸味能耗液增渴，故不用盐豉。

【第七节】 百合病,渴不差者,用后方主之。

【语释】百合病变成渴以后,用百合洗方治疗,渴仍不解的,这不是肺不能布津,而是热盛津伤,无津可布,应用栝蒌牡蛎散主治。

栝蒌牡蛎散方

栝蒌根 牡蛎(熬)等分

上为细末,饮服方寸匕,日三服。

【方解】天花粉生津止渴,牡蛎清虚热除烦,故能治津伤而渴的百合病。

【李批】百合病渴不差者,这不仅是津液不足,更说明是湿浊内阻,牡蛎清热除湿、化痰软坚,天花粉解热除痰,通行津液。

【第八节】 百合病,变发热_一作发寒热者_,百合滑石散主之。

【语释】百合病,本来是如寒无寒,如热无热,如果变成真正的发热,这是余热蓄聚的缘故。使热从小便中出,用百合滑石散主治,以清其余热而利小便。

百合滑石散方

百合一两(炙) 滑石三两

上为散,饮服方寸匕,日三服,当微利者,止服,热则除。

【方解】滑石甘寒,开窍利小便,使热从小便出。内热去,外热自解。

【按语】百合病的变证不同,又须重点治疗。以上三节,见症或热或渴,渴或因肺气不布,或因热盛伤津。因此,在治疗上又有洗皮毛生津液和利小便的不同。

【第九节】 百合病,见于阴者,以阳法救之;见于阳者,以阴法救之。见阳攻阴,复发其汗,此为逆;见阴攻阳,乃复下之,此亦为逆。

【语释】百合病是虚性病变,见到阴证,并非阴之有余,而是阳之不足,当扶阳以和阴;见到阳证,并非阳之有余,而是阴之不足,当补阴以配阳,使阴阳平衡,病就好了。若不掌握这一原则,见到阳证,不知道是阴不足,反攻其阴,病不好又认为是阳太过而发其汗,这是治疗上的错误。见到阴证,不知道是阳不足而反攻其阳,病不好又认为是阴太过,乃复下之,这也是治疗上的错误。

【按语】此节是治疗百合病的基本原则。"阴平阳秘,精神乃治",一有偏胜,必出现病态。而阴阳之所以偏胜,又有虚实之分,阴阳过胜所造成的偏属实,当泄不当补。阴阳不足所造成的偏属虚,当补不当泄。这就是《内经》"用阳和阴,用阴和阳"的道理。百合病属虚证,当补不当泄,所以不可攻其正面,只可补其反面。此节是治疗一切虚证的原则,因百合病而附带提出。由于百合病皆属于阴虚,故篇中只详述了滋阴法。

【第十节】 狐惑之为病,状如伤寒,默默欲眠,目不得闭,卧起不安,蚀于喉为惑,蚀于阴为狐,不欲饮食,恶闻食臭,其面目乍赤、乍黑、乍白,蚀于上部则声喝—作嗄,甘草泻心汤主之。

【语释】兼有湿热毒疠之气的热性病,初起也有发热、头痛等症状,和伤寒差不多。如被寒凉阻遏,或日久失治,湿热内蕴,伤其阴精,则默然欲眠。神不内守,则目不得闭,卧起不安。毒气不能外泄于肌表,则或上窜咽喉,或下走二阴,而发生腐蚀溃烂的现象。喉部溃烂的叫惑,阴部溃烂的叫狐。湿热熏蒸,脾土受困,所以不欲饮食,恶闻食臭。邪气向上,则面目乍赤;向下,则面目乍黑;正气有时下陷,则面目乍白。蚀于上部,则影响到肺,肺主声,所以声音嘶哑,应用甘草泻心汤主治。

甘草泻心汤方

甘草四两　黄芩三两　人参三两　干姜三两

黄连一两　大枣十二枚(擘)　半夏半斤

上七味,水一斗,煮取六升,去滓,再煎,温服一升,日三服。

【方解】此即干姜黄连黄芩人参汤加半夏甘草大枣。意欲食复不能食,故用干姜黄连黄芩人参汤健胃。半夏,据《伤寒论》能治咽中生疮,语音不出;甘草,能治咽中痛,本方用之以治声嗄。大枣和药性补脾胃。合而用之,又有燥湿清热之功。

【李批】狐惑医案,参考《柳选四家医案》曹仁伯(继志堂)虫病门第一案。

【第十一节】 蚀于下部则咽干,苦参汤洗之。蚀于肛者,雄黄熏之。

【语释】蚀于下部,就影响到肾,肾主液,所以咽喉发干。用苦参汤洗之。蚀于肛门,用雄黄熏之。

苦参汤方❶

苦参一升,以水一斗,煎取七升,去渣,熏洗,日三服。

---

❶ 苦参汤方:邓本阙如。

雄黄熏方❶

雄黄

上一味,为末,筒瓦二枚合之,烧向肛熏之。

《脉经》云:"病人或从呼吸上蚀其咽,或从下焦蚀其肛阴,蚀上为惑,蚀下为狐,狐惑病者,猪苓散主之。"

注:苦参汤原本缺,据《金匮要略心典》补。

【方解】苦参能清热燥湿,雄黄能解毒。

【按语】狐惑是古代的病名,以蚀喉蚀阴为主要症候。据近人经验,凡是热性病,尤其是麻疹,如被寒凉药抑遏,热毒不能由肌表透达,则咽喉、二阴多发生病变。因咽喉、二阴是内脏和体外的通路,且肌肉柔润,最容易受病毒腐蚀。因其由热性病演变而来,所以说"状如伤寒"。至于命名,历代说法不同,因与临床无关,故不做解释。病毒趋势以上出为逆,下出为顺。病毒上出不易出尽,须用内服药;病毒下趋,是顺势下行,所以只用外熏药。我们在临床上,不论上下,都应斟酌情形,内外兼治。

【第十二节】 病者脉数,无热,微烦,默默但欲卧,汗出;初得之三四日,目赤如鸠①眼;七八日,目四眦②一本此有黄字黑,若能食者,脓已成也,赤小豆❷当归散主之。

【词解】①鸠:鸟名,两眼有红斑。

②四眦:就是两大眼角和两小眼角。

【语释】湿热蕴毒之气,不发于身面,必结于内脏。发于身面为腐烂,结于内脏为痈脓。病者外无大热汗出,是热不在表,脉数微烦;默然但欲卧,是热已入里。初起的三四天,火热正盛,两眼发红,像斑鸠的眼睛一样;到七八天的时候,血渐瘀而色不华,所以眼的周围发暗。这时若能吃饭,更证明是散漫之热,归聚一处,已经化脓的现象,应用赤小豆当归散主治。

赤小豆当归散方

赤小豆三升(浸,令芽出,曝干) 当归十两❸

注:原本无分量,据《金匮要略心典》补。

上二味,杵为散,浆水服方寸匕,日三服。

---

❶ 雄黄熏方:邓本雄黄熏方脱文。

❷ 赤小豆:邓本作赤豆。

❸ 十两:邓本脱用量。

【方解】浆水是粟米煮熟,放冷水中浸五六天,生出白花,像醋一样,能调和脏腑;当归能主治恶疮;赤小豆能排痈肿。合之为治内痈已成脓的方剂。

【按语】此节也是湿热蕴结的病,和上节的狐惑,同源异流。

【第十三节】 阳毒之为病,面赤斑斑如锦文,咽喉痛,唾脓血,五日可治,七日不可治,升麻鳖甲汤主之。

阴毒之为病,面目青,身痛如被杖,咽喉痛,五日可治,七日不可治,升麻鳖甲汤去雄黄蜀椒主之。

【语释】时疫毒疠之气中于人体,因人的体质不同,而出现不同的症状,有阳性表现的,叫作阳毒。其临床表现为脸上发红,兼有颜色鲜明的斑块,咽喉疼痛,甚至吐脓血。这种病,毒势最重,病情很急,发病在五天以内,毒气尚未传遍,还可以治疗。若超过七天,毒势传遍六经,治疗就困难了,应用升麻鳖甲汤主治。

有阴性表现的,叫作阴毒。其临床表现为面目发青,全身疼痛,好像被杖打了一样,咽喉也痛,也是五天以内可治,七天以外的不可治,用升麻鳖甲汤去雄黄蜀椒主治。

升麻鳖甲汤方

升麻二两　当归一两　雄黄半两(研)　蜀椒一两(炒、去汗)

甘草二两　鳖甲手指大一片(炙)

上六味,以水四升,煮取一升,顿服之。老小再服,取汗。

《肘后》(即《肘后备急方》,下同)、《千金方》:阳毒用升麻汤,无鳖甲,有桂;阴毒用甘草汤,无雄黄。

【方解】升麻解毒,治时气毒疠,喉痛;当归活血;甘草解毒;鳖甲配当归,逐瘀行血;蜀椒散风解毒;雄黄也是解毒药。总之,本方是以解毒行血为主,和发汗、清热、攻下等类治法不同。

【按语】本病当是时气之一,属于一种急性疾患。所谓阴阳,不是指寒热和表里而言,而是一种疾病出现的两种不同症状。阳毒面赤斑斑如锦文,是正常的发斑症;阴毒面目青,身痛如被杖,是由于体质或病毒刺激,血液凝滞,斑毒不能透发的一种症状。二者外症虽然不同,而病原是一样的。仲景只出一方,略为加减而统治之,是有一定意义的。

《兰台轨范》认为:"蜀椒辛热药,阳毒用而阴毒反不用,疑有错误。"《活人书》上阳毒升麻汤内有犀角、射干、黄芩、人参,没有蜀椒、当归、鳖甲、雄黄。据近人秦伯未的经验,阴斑症不宜过用寒凉药,更不宜用温药,于阳毒升麻汤内重用当归,加红花、赤芍、紫草等药,祛瘀和营最好。笔者认为秦伯未的主张,可以作为临床上的参考。

【李批】以上两节都是瘀疬之毒窜入经络血分者。第十二节脉数无热,血分之毒不外透而下泄,第十三节面赤身痛是血分之热欲外透。由于遏伏的程度不同,故化为阴阳二毒。可以体会,瘀毒入血,无论外透为斑或内结化脓血,都是血中之毒的出路。或由表外透或由二便下出,俱当因势利导。余听鸿医案之阴斑泻血案可以说明以上两节的病理。从该案中可以体会到沈芝卿之所以不死,正是由于下血不止。案中专意止血是错误的。由于是毒在血分,所以用热药则苔黄转热,用凉药则苔滑转寒,可知治血分不同于治气分也。该患者不愈于药,而愈于自下血,亦幸矣哉。

结 语

百合病以百脉一宗悉致其病,恍惚迷离,如有神灵为特征,现代学者多以为是神经病变。狐惑病以咽喉、二阴蚀烂为特征,现代学者多以为是热性病,如麻疹等失治、误治的病后余毒。阴阳毒以发斑为特征,现代学者多认为是瘀证或斑毒,也是属于温热病的一种,仍须结合临床做进一步研究。

至于治法,百合病指出"见于阳者,以阴法救之;见于阴者,以阳法救之"的原则。狐惑则以清热解毒为主而兼以外治,阴阳毒则主要在于解毒。从治疗上可以看出,本篇所列各证,都是热性病中的变证。

疟病脉证并治第四

证二条　方六首

疟疾,是一种季节性的常见疾病。

本篇提示了疟疾的主证、主脉,以及变证、治疗,同时对温疟、瘅疟、牡疟等的不同症状,也作了扼要的说明。但在处方治疗上,尚不够全面,应结合后代著作做进一步研究。

【第一节】　师曰:疟脉自弦。弦数者多热,弦迟者多寒,弦小紧者下之差,弦迟者可温之,弦紧者可发汗针灸也,浮大者可吐之,弦数者风发也,以饮食消息止之。

【语释】师说:疟疾,是病邪在少阳经,弦是少阳经的脉象,所以疟脉必带弦象。但病邪有深浅,人的体质也不同,因此疟的脉象不能完全一样,治法也就有所不同。弦而兼数的多热,弦而兼迟的多寒。弦小而兼紧的,则在里而属阴,应当用下法;弦而兼迟的属寒,应当用温法。弦而兼紧的,则在表而属阳,应当发汗或用针灸治疗;弦脉忽转为浮大的,是邪入高分,当用吐法。凡疟脉初起不数,以后渐渐转成弦而且数者,这是久病生风、脾胃受伤的脉象,不能单独依靠药物治疗,应从饮食方面,加以调摄,才能制止疟疾的发作。

【按语】此节是仲景总结了前人及自己治疗疟疾的实践经验,在诊断治疗上所作出的原则性指示。从疟疾之主脉"弦"定其主证;从兼脉分别其为表为里和为寒为热,进而定出可温可下、可汗可吐等治法。所说"弦数多热",是指温疟、瘅疟;"弦迟多寒"是指牡疟。应参照后世方论,根据不同脉症,灵活运用不同治法。

【李批】陆九芝曰:《伤寒论》之往来寒热,与疟相似而不同。疟当病来之前,汗出之后,动作饮啖如平人,有寒热之往来者,不能也。

【第二节】　病疟以月一日发,当以十五日愈。设不差,当月尽解。如其不差,当云何? 师曰:此结为癥瘕,名曰疟母,急治之,宜鳖甲煎丸。

【语释】感染了疟疾,假使在月之一日开始发病,经过一个节气,到月底也就好了。如果还不好这是什么原因呢?师说:这是气血受伤流行不畅,邪气与气血相结合,结成癥块,痞居胁下,名叫疟母,当趁其初结,急用鳖甲煎丸治疗。

鳖甲煎丸方

鳖甲十二分(炙)　乌扇①三分(烧)　黄芩三分　柴胡六分

鼠妇三分(熬)　干姜三分　大黄三分　芍药五分

桂枝三分　葶苈一分(熬)　石苇三分(去毛)　厚朴三分

牡丹五分(去心)　瞿麦二❶分　紫葳三分　半夏一分

人参一分　䗪虫五分(熬)　阿❷胶三分(炙)　蜂窠四分(炙❸)

赤硝②十二分　蜣螂六分(熬)　桃仁二分

上二十三味,为末,取煅灶下灰一斗,清酒一斛五斗,浸灰,候酒尽一半,着鳖甲于中,煮令泛滥如胶漆,绞取汁,内诸药,煎为丸,如梧子大,空心服七丸,日三服。

《千金方》用鳖甲十二片,又有海藻三分,大戟一❹分,䗪虫五分,无鼠妇、赤硝二味,以鳖甲煎和诸药为丸。

【词解】①乌扇:射干。

②赤硝:硝石。因生于赤山,所以叫作赤硝。

【方解】鳖甲主癥瘕寒热,故用之为君。大黄、䗪虫、桃仁、赤硝、牡丹、鼠妇、紫葳攻逐血结为臣;厚朴、半夏、石苇、葶苈、瞿麦、射干、蜂房、蜣螂下气逐水为佐;黄芩、干姜调寒热;桂枝、柴胡通营卫;阿胶、人参补气血,又用之以为使。灶灰性温,清酒性热,用以制鳖甲,且能协调诸药而攻除癥瘕。《内经》曰"坚者削之,结者行之",就是这个意思。

【按语】此节指出疟母的治法。疟母一症硬块结于胁,是久疟的后果,俗称疟臌与现代所说的脾脏肿大近似。

【第三节】　师曰:阴气孤绝,阳气独发,则热而少气,烦冤①,手足热

❶ 二:邓本漫漶。

❷ 阿:邓本作附。

❸ 炙:邓本作熬。

❹ 一:邓本漫漶。

而欲呕,名曰瘅疟。若但❶热不寒者,邪气内藏于心,外舍分肉②之间,令人消烁脱❷肉。

【词解】①烦冤:就是郁闷的感觉。

②分肉:指骨肉相分的地方。

【语释】师说:人若阴气不足,感染疟疾之后,阳气单独发作,没有阴来配合,则一发便成高热。高热能耗气耗神,所以少气烦闷。四肢为诸阳之本,阳气独发,阴气孤绝,所以手足发热;热上熏胃,就想呕,这叫作瘅疟。这种但热不寒的疟疾,邪气内连心火,外居分肉之间,内外煎灼,阴津更伤,必然肌肉消瘦。

【第四节】 温疟者,其脉如平,身无寒,但热,骨节疼烦,时呕,白虎加桂枝汤主之。

【语释】温疟是伏气化热,热由内生,所以但热不寒。因感有外邪,所以骨节烦疼。内热郁而上逆,就时常作呕。疟脉之弦,多见于恶寒发作的时候,今但热不寒,所以脉搏和平人差不多,不见弦象。这是温疟的特点,应用白虎加桂枝汤主治之。

白虎加桂枝汤方

知母一❸两　甘草二两(炙)　石膏一斤　粳米二合　桂枝三两(去皮)

上剉,每五钱,水一盏半,煎至八分,去滓,温服,汗出愈。

注:本方煎服法。徐、尤、沈、陈氏本:上五味,以水一斗,煮米熟汤成,去滓,温服一升,日三服。因"钱"字,在汉代衡量上不用,当以此说为当。

【方解】无寒但热,是白虎汤的主证,因有骨节烦痛的表证,所以加桂枝以解表。

【按语】以上两节论瘅疟和温疟。瘅疟和《内经》相同,温疟和《内经》不同。《内经》以先热后寒为温疟,本篇以无寒但热为温疟,这是仲景对温疟的阐发,不应和《内经》的温疟混为一谈。在症状上,瘅疟和温疟实际相同。《说文》(即《说文解字》,下同)谓:"瘅,劳也。"人劳则阳气张,瘅疟是根据人身的阳虚而命名的。温疟则是患者先有蕴热,也就是"伏气化热",再感染了疟疾而形成的。因此,症状虽然相同,而病因却是不同的。

---

❶　若但:邓本阙如。

❷　铄脱:邓本阙如。

❸　一:邓本作六。

【李批】温疟脉如平,可参看《续名医类案·疟门》之顾文学案。

《江苏中医》1965 年 9 期:瘅疟乃阴气孤绝,阳气独发,病之因在阴不能配阳,水不能治火,属虚证,病已至三阴阶段;温疟则为热盛于里而风寒感于外,病属外邪为患,属实证,病尚在三阳阶段。二者有虚实之异,非仅轻重之别。

【第五节】 疟多寒者,名曰牡疟,蜀漆散主之。

【语释】疟疾有因痰饮内阻,心中阳气不能外达的,发作时多偏于寒。心为牡脏,心阳受阻,故名牡疟。用蜀漆散吐去痰饮,邪无所据,心阳通畅,病就好了。

蜀漆散方

蜀漆(洗去腥) 云母(烧二日夜❶) 龙骨等分

上三味,杵为散,未发前,以浆水服半钱。温疟加蜀漆半分,临发时服一钱匕。一方云母,作云实。

【方解】蜀漆即常山苗,生用吐痰力大,又恐上越太猛,损伤心神,所以又用云母、龙骨、浆水,沉潜下降,收敛正气,以为辅佐。

【按语】此节又举出多寒的牡疟和但热不寒的瘅疟、温疟,作对比观察。但热不寒为阳盛,当抑其阳;寒多的是阳为邪阻,当通其阳,这是两种疟疾的不同治法。

【李批】黎庇留云:"常山叶即经方之蜀漆也"(《广州近代老中医医案医话选编》)。

附《外台秘要》方

牡蛎汤

治牡疟。

牡蛎四两(熬) 麻黄四两(去节) 甘草二两 蜀漆三两

上四味,以水八升,先煮蜀漆、麻黄,去上沫,得六升,内诸药,煮取二升,温服一升,若吐,则勿更服。

【方解】牡蛎软坚消结,麻黄发越阳气,方义与蜀漆散大体相同,而发散的力量比较大些。

柴胡去半夏加栝蒌根汤

治疟病发渴者,亦治劳疟。

---

❶ 烧二日夜:邓本漫漶。

柴胡八两　人参　黄芩　甘草各三两　栝蒌根四两　生姜二两　大枣十二枚

上七味,以水一斗二升,煮取六升,去滓,再煎取三升,温服一升,日二服。

【方解】《伤寒论》寒热往来为少阳病,是邪在半表半里。疟邪亦在半表半里,而属于少阳经,所以入与阴争则寒,出与阳争则热。虽有时兼有他经症状,但总以少阳症状为主,否则就不叫疟疾了。所以小柴胡汤也是治疟疾的主方。渴者,去半夏加天花粉,是治少阳的成法。本方攻补兼施,所以也能治劳疟。

【李批】发渴是热与痰结,津液不行,半夏除痰不能行津,故去之,加天花粉清热化痰行津。

柴胡桂姜汤

治疟,寒多微有热,或但寒不热,服一剂如神。

柴胡半斤　桂枝三两(去皮)　干姜二两　栝蒌根四两

黄芩三两　牡蛎三两(熬)　甘草二两(炙)

上七味,以水一斗二升,煮取六升,去滓,再煎取三升,温服一升,日三服。初服微烦,复服汗出便愈。

【方解】小柴胡汤是和解的方剂,可以随症进退。若加桂枝、干姜是进而从阳。若加牡蛎、天花粉又能退而从阴,可以类推。

【李批】此方解大非。加桂姜不是为了进而从阳,而是为化痰开结。初服干姜辛热,痰结未开,所以微烦,复服结散阳通,即汗出而愈。

结　语

弦是少阳本脉,本篇首先提出"疟脉自弦",从其兼脉中分别寒热,说明弦是疟疾的主脉,也说明疟疾不离少阳。

疟虽不离少阳,但和少阳的病情病机是不同的,少阳伤寒的寒热,一天可发二三次;而疟疾则一日一次,或间日一次,或三日一次,且有固定的时间。少阳伤寒,禁汗、吐、下,疟疾则可汗、可吐、可下,这是它的不同之处。

本篇除附方外,只对偏热的温疟、瘅疟、偏寒的牝疟和结为癥瘕的疟母等作了变证论述。对正常疟疾,则略而不言。这是因为变证难识,必须举例说明,正常易知,可以从略。同时,我们若细心钻研,从牝疟认识到疟疾既能挟痰,又可能挟食挟饮;从温疟认识到疟疾既能兼温,又可能兼风兼寒。再结合后世的痰疟、食疟、风疟、寒疟、暑疟、湿疟、疫疟、瘴疟等,来运用汗吐下和温清消补等治疗方法,无论真疟、类疟,都可以举一反三,取用不穷能够,较诸每证一方,更觉灵活。

【李批】往来寒热总是有邪内结,疟多痰结,故牡疟用蜀漆云母龙骨,发渴加天花粉,多寒者加干姜,总以治痰浊为法。至于鳖甲煎丸之用鳖甲䗪虫大黄半夏丹皮桃仁,热入血室之热与血结都说明结滞在半表半里。

中风历节病脉证并治第五

论一首　脉证三条　方十二首

中风和历节虽是两种病变，但在病因上多是由于风邪所引起的，又都属于运动障碍的疾患，因此合为一篇。

本篇的中风，与《伤寒论》所说的中风不同。《伤寒论》中的中风属于外感范围；本篇中的中风，属于杂病范围，这是应当注意的。

【第一节】　夫风之为病，当半身不遂，或但臂不遂者，此为痹。脉微而数，中风使然。

【语释】风邪中人，伤人经络，使人半边身体不能活动。若仅一臂的局部不能活动，这是风寒湿三气杂至而成的痹病，就不叫中风了。风从虚入，所以脉微；风邪化热，所以脉数，这是中风病的脉象。

【按语】此节举出中风的脉症和痹病来作鉴别。半身不遂，也就是《内经》所说的偏枯，是风邪侵袭后，经络有所阻滞的缘故。至于痹病，则是风寒湿三气，混合凝着于局部的病变。中风和痹都有肌肉不仁的感觉，但中风不痛，而痹病则或痛或不痛，这是它的不同之处。

【李批】《江苏中医》1965 年 9 期："半身不遂，指手废不能握，足曳不能步；但臂不遂，则手指掌握如常，但举臂即痛楚不堪，屈伸不能自如"。此说将风与痹的界限划得非常清楚，但仲景本意是否如此，尚难作定论。

又："中风"当是中枢性的，如脑出血之类；"痹"是末梢和局部性的。

【第二节】　寸口脉浮而紧，紧则为寒，浮则为虚，寒虚相搏，邪在皮肤。浮者血虚，络脉空虚。贼邪不写❶，或左或右。邪气反缓，正气即急。正气引邪，㖞僻不遂。邪在于络，肌肤不仁；邪在于经，即重不胜；邪入于腑，即不识人；邪入于脏，舌即难言，口吐涎。

40

---

❶ 写：邓本作泻。

【语释】风邪初感,寸口脉必浮而紧。紧是寒邪凝敛的脉象,浮是血虚的脉象。虚寒两相搏结,邪气初在皮肤,血虚不能渗灌皮肤,络脉就空虚。血虚不能抵御外邪,外邪遂留而不去。风性流动,流走不定,左虚则流于左;右虚则流于右。邪气流着的一边,筋脉失用而弛缓;没有邪气的一边,正气未伤而紧急。左右缓急不平衡,则引力失调。紧急的一面牵引弛缓的一面,因而形成口眼喝斜、颜面麻痹等现象。若风邪入于络脉,则卫气被阻,不能通于肌肤,就不知痛痒;风邪入于经脉,则荣血受伤,不能荣养筋骨,就全身沉重而无力;风邪入于腑,则五脏所藏之精气,不能通于腑,必窒塞于内而神志昏乱;风邪入于脏,则脏气不能至于舌下,便言语謇涩而口中流涎沫。

【按语】此节是中风的总纲。前半节说明风从虚入,后半节说明病邪的浅深。《内经·皮部论》说:"邪客于皮则腠理开,开则邪入,客于络脉,络脉满则注于经脉,经脉满则入舍于脏腑也。"这是说明病邪由浅入深的途径,可与本节所说的病邪浅深的不同症状,互相参看。

侯氏黑散方

治大风四肢烦重,心中恶寒不足者《外台》(即《外台秘要》,下同)治风癫。

菊花四十分　白术十分　细辛三分　茯苓三分　牡蛎三分　桔梗八分
防风十分　人参三分　矾石三分　黄芩❶五分　当归三分　干姜三分
川芎三分　桂枝三分

上十四味,杵为散,酒服方寸匕,日一服。初服二十日,温酒调服,禁一切鱼肉、大蒜。常宜冷食,自能助药力,在腹中不下也,热食即下矣,冷食自能助药力。

【方解】矾石,张锡纯认为是黑矾。方名黑散,可能是这个缘故。四肢烦重,为风湿闭于外,脾阳不能外达;心中恶寒不足,为气血伤于里,热力不充于内。桂枝、防风以祛风;菊花能清血分之郁热;黄芩清肺中之郁热;白术、茯苓以祛湿;湿盛则生痰,故用桔梗以开肺;细辛、干姜、牡蛎以运化湿痰;湿热之生,由于气血两虚,所以又用人参以补气;当归以和血;矾石一味,能通燥粪而清内脏湿热。初服二十日,温酒调服,使药力通行于脉络。禁鱼肉、大蒜,是怕增重湿热。常以冷食,是以矾得热则速下,得冷则缓行,而太阴湿热,犹如油垢,非速下所能祛除,所以必须冷食,使黑矾缓缓而下,以发挥它的燥湿作用。

---

❶ 芩:邓本作苓,形误也。

【第三节】 寸口脉迟而缓,迟则为寒,缓则为虚;荣缓则为亡血,卫缓则为中风。邪气中经,则身痒而瘾疹;心气不足,邪气入中,则胸满而短气。

【语释】寸口脉迟而缓,迟是至数少,代表气血寒,缓是脉势松懈,代表荣卫虚。而荣卫虚又各不相同,沉取而见缓,是脉中荣血不足,属于亡血;浮取而见缓,是脉外的卫气受到风邪的阻碍,所以为中风。中风又有表里之分,中于经络为在表,经络中的荣血,郁遏不得畅泄,则身体发痒。荣欲外达,卫气又不能透发,红点隐现于皮肤之内,则为瘾疹。心气不足,邪气乘虚入里,阻碍了阴阳的升降,就感到胸满,阻碍了气息的出入,就感觉短气。

【按语】此节承上两节,举出身痒瘾疹,以阐明中风的变化。瘾疹当是现代的风疹,可与"水气篇"之"风强则为瘾疹,身体为痒,痒者为泄风",互相参考。又荨麻疹(痞蕾)患者,当未透发之先必胸满短气,与此节"心气不足,邪气入中,则胸满而短气",当是同一机理。

风引汤方

除热瘫痫。

大黄　干姜　龙骨各四两　桂枝三两　甘草　牡蛎各二两

寒水石　滑石　赤石脂　白石脂　紫石英　石膏各六两

上十二味,杵粗筛,以韦囊盛之,取三指撮,井茬水❶①三升,煮三沸,温服一升。

治大人风引,少小惊痫瘛疭,日数十发❷,医所,不疗,除热方。巢氏云❸:"脚气宜风引汤"。

【词解】①井茬水:即井泉水。

【方解】方名风引,是取中风牵引(就是瘛疭)的意思,风邪入内,归并于心,则火热内生,五脏亢极,故用桂、甘、龙、牡通阳气,安心肾为君。肝胆同居,火发必挟木势以克土,因之脾气不行,则聚液而成痰。痰涎流入四末,则成瘫痪,所以又用推陈致新,治留饮宿食的大黄为臣。并用逐风湿痹的干姜为佐。又用滑石、石膏以清热平肝;赤石脂、白石脂健脾祛湿;寒水石助肾阴;紫石英补心神为使。此方六石药与龙、牡并用,有清热重镇、收摄浮阳的功效,专治内热生风,风

---

❶ 井茬水:邓本作井花水。
❷ 发:邓本漫漶。
❸ 巢氏:吴本作《巢源》下无"云"字。

火上升之病,所以大人、小儿风引惊痫都能主治。

【李批】此方乃桂枝甘草龙骨牡蛎汤加大黄、干姜、六石组成。仲景大黄与石膏并用唯此一方。

陈修园曰:风引汤乃治脚气第一品药,不问男女可服,如感风湿流注,脚痛不可忍,筋脉肿者,并宜服之。加鹿茸者,其效如神。

防己地黄汤方

治病如狂状❶,妄行独语不休,无寒热,其脉浮。

防己一分　桂枝三分　防风三分　甘草二分❷

上四味,以酒一杯,浸之一宿,绞取汁,生地黄二斤,㕮咀,蒸之如斗米饭久,以铜器盛其汁,更绞地黄汁和,分再服。

注:原本剂量皆作钱,因汉代无钱制,故据《金匮要略心典》本改作分。

【方解】"妄行独语",是神明内乱。"无寒热而脉浮",是血虚生风。《内经》所谓"邪入于阳则狂","脏腑经络篇"所谓"厥阳独行",都是这个道理。桂枝、防风、防己、甘草酒浸汁用,取轻清归阳以散邪;生地蒸取浓汁,取重浊归阴以养血。此方祛风,而没有风药的刚燥,养阴而不至补虚留邪。统筹兼顾,配合巧妙,为散血分风热的良方。

【李批】此方重用生地黄凉血为君,用酒、防己、桂枝等以行药,使地黄汁发挥作用也。

头风摩散方

大附子一❸枚(炮)　盐等分

上二味,为散;沐了,以方寸匕,已摩疾上①,令药力行。

【词解】①已摩疾上:已当止讲,就是只摩于患部。

【方解】这是偏头风的治法。用附子之辛热以祛风,盐之咸寒以清热。内服恐其助火,所以用外摩法,效力速而无副作用。

【按语】自此以上是论述"风证",自此以下,是论述"历节"。

【李批】头风摩散方下未具症状。按《本草纲目》引此方,下注云:沐头中风,多汗恶风,当先风一日则痛甚(此引《内经》语),用大附子一个(炮)、食盐等分为末,以方寸匕摩头上,令药力行,或以油调稀亦可,一日三上。

---

❶ 狂状……脉浮:邓本漫漶。
❷ 一分……二分炙:邓本脱文。
❸ 一:邓本漫漶。

【第四节】 寸口脉沉而弱,沉即主骨,弱即主筋;沉即为肾,弱即为肝。汗出入水中,如水伤心,历节黄汗出,故曰历节。

【语释】寸口脉沉而弱,沉主骨病,弱主筋病,骨属于肾,筋属于肝,肝肾先虚,筋骨相联属的关节就容易感受外邪。汗是心之液,若再当出汗的时候,到冷水中洗浴,寒水之气阻遏了心液的出路,使心热不能发散,便湿热相合,乘肝肾之虚,袭入筋骨,则周身的关节疼痛出黄汗,就形成了历节病。

【第五节】 趺阳脉浮而滑,滑则谷气实,浮则汗自出。

【语释】趺阳脉是胃脉,诊在冲阳,如脉见滑,是谷气实而有热;脉见浮是表虚兼有风邪,风性疏泄,故汗出。风热相搏,就容易形成历节病。

【第六节】 少阴脉浮而弱,弱则血不足,浮则为风,风血相搏,则疼痛如掣。

注:本节与第七节原本为一节,据《金匮释义》本改为两节。

【语释】少阴是肾脉,诊在太溪。如脉见弱,是血不足;脉见浮,是感受风邪。荣血本虚,不能濡润,再受风邪,则血液更耗,风邪搏结于血中,筋骨失养,所以关节像抽掣一般的疼痛,这就成为历节病。

【第七节】 盛人①脉涩小,短气,自汗出,历节疼,不可屈伸。此皆饮酒汗出当风所致。

【词解】①盛人:指肥胖人而言。

【语释】肥胖人本质是内湿盛而表阳虚。内湿盛所以脉见涩,时常短气;表阳虚所以脉见小而时常出汗。这样的人就容易感受外邪的侵袭,而出现周身关节疼痛、不敢屈伸的历节病。其原因是素日嗜好喝酒,湿热内蕴,若再汗出当风,则外邪和内蕴之湿热相合而形成历节病。

【按语】以上四节是说明历节的成因。汗出入水,是热为湿郁;风血相搏,是血为风动;饮酒汗出当风,是风湿相合。然必先有内因,而后才容易招致外因。如肝肾先虚是内因,汗自易受风邪是外因;血不足是内因,风邪是外因;脉涩小是内因,汗出当风是外因。外因是形成疾病的条件,内因是形成疾病的根据。外无风邪水湿,固不能成历节;内无湿热而体不虚,则邪无所据,也不成历节。

【第八节】 诸肢节疼痛,身体魁羸①,脚肿如脱,头眩短气,温温欲吐,桂枝芍药知母汤主之。

【词解】 ①魁羸:沈氏、尤氏、《金鉴》(即《医宗金鉴》,下同)本俱作"尪羸"。音汪雷,就是病而枯瘦的意思。

【语释】 不论是汗出入水或是汗出当风,所有的历节病,真气的流行不利,周身的关节就要疼痛。荣卫流行受到阻碍,肌肉失去营养就要消瘦。阳气痹塞,湿气下注,两脚就要肿大,并有麻木如脱的感觉。清气不升则头眩,湿气内阻则短气,寒湿上逆则温温欲吐。这样的病,应用桂枝芍药知母汤主治。

桂枝芍药知母汤方

桂枝四两　芍药三两　甘草二两　麻黄二两　生姜五两

白术五两　知母四两　防风四两　附子二枚(炮)

上九味,以水七升,煮取二升,温服七合,日三服。

【方解】 桂枝通阳解肌,芍药除湿定痛,知母养阴消肿为主;佐麻黄、防风以祛风,生姜、附子以散寒,白术渗湿;甘草和中。因脚肿如脱,所以重用白术。因温温欲吐,所以重用生姜。

【第九节】 味酸则伤筋,筋伤则缓,名曰泄。咸则伤骨,骨伤则痿,名曰枯。枯泄相搏,名曰断泄。荣气不通,卫不独行。荣卫俱微,三焦无所御,四属①断绝,身体羸瘦,独足肿大,黄汗出,胫冷,假令发热,便为历节也。

【词解】 ①四属:指"皮肉脂髓"说的。

【语释】 饮食失调也能伤身体。如酸入肝,肝主筋,但过于酸反能伤筋;咸入肾,肾主骨,过于咸了反能伤骨。筋伤了则弛缓而不能收持,这叫作泄。骨伤了则髓少难于行立,这叫作枯。既枯且泄,筋骨俱伤就叫作断泄。营气不通之处就不可能有卫气。营卫为水谷之精气,三焦受气于水谷,如果荣卫都很衰弱,三焦就得不到营养,因而皮肉脂髓失去供应,身体必然羸瘦。浊阴下流,所以两脚肿大。假若出黄汗而胫部再冷,便是黄汗。如果胫部不冷而发热,虽出黄汗,也是历节。

【按语】 此节指出风寒湿热之外,又有营养失调的历节病,并补出历节与黄汗的鉴别。黄汗与历节都是湿郁成热的病变。郁于上焦者为黄汗,并伤筋骨为历节。黄汗汗黄,历节有时汗也黄。历节肢节痛,黄汗也身疼痛;历节发热,黄汗亦有发热。但历节之痛,痛在关节,转动则痛剧。黄汗之痛,有时纵在关节间,但没有转动则痛剧的现象。历节独足肿大,脚肿如脱,胫部不冷,黄汗肿及身面四肢,胫部发冷。黄汗多上焦症,如口多涎、胸中窒、不能食、反聚痛、暮躁不得眠等;历节仅头眩、短气、温温欲吐,以此为辨。

【李批】荣是物质,卫是热能,荣之所到,卫亦随之。所以说荣气不通,卫不独行。这两句,前句是因,后句是果。

此段颇似类风湿。"四属断绝""独足肿大"即关节变形。由于三焦不能运行荣卫于四末,故"四属"营养"断绝"。

【第十节】 病历节,不可屈伸,疼痛,乌头汤主之。

【语释】历节病关节不敢屈伸,一屈伸便疼痛得剧烈,属于寒湿的,应用乌头汤主治。

乌头汤方

治脚气疼痛,不可屈伸。

麻黄 芍药 黄芪各三两 甘草三两(炙) 川乌五枚(㕮咀,以蜜二升,煎取一升,即出乌头)

上五味,㕮咀四味,以水三升,煮取一升,去滓,内蜜煎中,更煎之,服七合。不知,尽服之。

【方解】川乌散寒镇痛为君,麻黄散表寒,黄芪补表虚,芍药、甘草治拘挛急迫和《伤寒论》甘草芍药汤的意义同;用蜜是使药力久留,疗效持久。

【按语】川乌即川乌头,其煎法是以蜜两升,先煎乌头,煎成一升时去乌头。其麻黄等四味,以水三升煎成一升,去滓,与蜜相合更煎,分三次服。

矾石汤

治脚气冲心。

矾石二两

上一味,以浆水一斗五升,煎三五沸,浸脚,良。

【方解】脚气病浊气上冲的,是肾水挟脚气以凌心。矾石味酸涩,性燥,能祛湿消肿,却水护心。病势虽重,但起源于局部,局部痊愈,里证自解,故外治即可。

附方❶

《古今录验》续命汤

治中风痱,身体不能自收,口不能言,冒昧不知痛处,或拘急不得转侧。

麻黄　桂枝　当归　人参　石膏　干姜　甘草各三两　川芎一两❷　杏仁四十枚

上九味,以水一斗,煮取四升,温服一升,当小汗。薄复脊,凭几坐,汗出则愈,不汗更服,无所禁,勿当风。并治但伏不得卧,咳逆上气,面目浮肿。

【方解】痱是痿废,精神不守,筋骨不用的意思。不但邪气扰,也是正气衰,麻黄、桂枝所以散邪;人参、当归所以扶正;石膏合杏仁,以帮助散邪;甘草合干姜,以帮助扶正。这是攻补兼施,寒热并行的方法。

【李批】《千金》本方去人参加黄芩、荆沥,名大续命汤。治中风肥盛、多痰多渴、肢体不遂。又本方去人参,加黄芩一两,麻黄改六两,石膏改四两,干姜改一两,治同,名西州续命汤。

《千金》三黄汤

治中风手足拘急,百节疼痛,烦热,心乱,恶寒,经日不欲饮食。

麻黄五分　独活四分　细辛二分　黄芪二分　黄芩三分

上五味,以水六升,煮取二升,分温三服。一服小汗,二服大汗。心热加大黄二分;腹满加枳实一枚;气逆加人参三分;悸加牡蛎三分;渴加瓜蒌根三分;先有寒加附子一枚。

【方解】麻黄散表寒,黄芩清里热,黄芪补虚以息风,独活、细辛达百节以祛风。

【李批】张石顽曰:方以千金取名,宝之至也。观《千金方》引用,明注仲景三黄汤,其为《金匮要略》原名可知。

麻独辛芪俱属温性,恐其生内热,故加黄芩欤?张锡纯用黄芪多配知母亦此意也。

千金三黄汤所治,亦即外邪所致之关节炎症。由于荣卫不通,则气机不畅,故或热内郁而心热,或气内滞而腹满,或痰内扰而心悸,或浊内扰而口渴,所以加大黄或枳实、牡蛎、花粉,去其结滞,滞行则阳始得通。若阳虚而寒者,加附子以助阳;气虚不胜邪而逆者,加人参以益气。与前者相较,尤有虚实之别焉。

---

❶ 附方:邓本脱文。
❷ 一两:邓本脱文。

心热加大黄二分,心热即胃脘热也。

《近效方》术附汤

治风虚,头重眩,苦极,不知食味,暖肌,补中,益精气。

白术二两　附子一枚半(炮,去皮)　甘草一两(炙)

上三味,剉,每五钱匕,姜五片,枣一枚,水盏半,煎七分,去滓,温服。

【方解】附子能壮肾阳,暖肌肉;白术、甘草补中焦,益脾气;姜、枣内和脾胃,外调荣卫。阳足则阴消,所以宜于风虚病。

【李批】此方作用,可以"暖肌"二字括之。

《张氏医通》肩背痛有因寒伏结者,近效白术附子汤。又云:经云手屈不伸者,其病在筋,薏苡仁汤;伸而不屈者,其病在骨,近效白术附子汤。

按:近效术附汤,即《伤寒论》中之去桂加白术汤而用量减半。此方实即《外台》第一卷伤寒日数门之附子白术汤,与《外台》第十五卷头风眩门近效白术附子汤少桂心,多姜枣。陆渊雷以为林亿等失检也。

崔氏八味丸

治脚气上入少腹不仁。

干地黄八两　山茱萸　薯蓣各四两　泽泻　茯苓　牡丹皮各三两

桂枝　附子(炮)各一两

上八味,末之,炼蜜和丸,梧子大,酒下十五丸,日再服。

【方解】熟地黄补肾;山萸肉补肝;桂枝入荣;附子入卫;卫气起于下焦,故用桂枝、附子、熟地黄、山萸肉以补下;荣气出于中焦,故用薯蓣、茯苓以补中;牡丹皮、泽泻、茯苓又能泻下注之浊阴。所以此方去水而阴不伤,扶阳而火不升,是最平妥的滋补药,亦能治第十三节肝肾两伤,荣卫俱微,四属断绝,身体羸瘦,独足肿大之病。

《千金方》越婢加术汤

治肉极,热则身体津脱,腠理开汗大泄,厉风气,下焦脚弱。

麻黄六两　石膏半斤　生姜三两　甘草二两　白术四两　大枣十五枚

上六味,以水六升,先煮麻黄,去沫;内诸药,煮取三升,分温三服。恶风加附子一枚(炮)。

【方解】肉极是肌肉过度消瘦,厉风气是风邪严重,并非眉落鼻坏的麻风。越婢汤治肌肉风热,白术去肌肉之湿,风湿去,则汗止津固,肌肉就不致消瘦了。

结　语

　　本篇对于风病做了比较详细的说明。古人认为"风为百病之长,善行而数变,或内至五脏六腑,或藏皮肤之间,其病各异,其名不同"。这说明古人对风不是单纯从病因上认识,而是把某些类型的症状也归之于风,所以说它是"百病之长"。因此,不但有在经在络在脏在腑的分别,同时又连及瘾疹、头风、风虚等等。从而指出发表、重镇、凉血、扶阳和外治等方法,给后人指出无限法门。

　　至于历节,大体可分两类,有属于外邪所伤的,有属于饮食失调所伤的。外邪所伤,宜驱邪以养正;饮食失调,宜养正以胜邪。这一法则,不但适用于历节,并适用于脚气。因为历节和脚气,虽然部位有差别,而病理则是一致的。篇中连及脚气,也就是这个道理。

　　此外,还应注意的是:无论中风历节,必有内在因素体虚,如首节的"脉微而数",第二节的"浮者血虚",第八节的"脉沉而弱",第九节的"汗自出",第十节的"弱则血不足",十一节的"脉涩小",十三节的"荣卫俱微"等,都说明疾病的形成,是以体虚为主要因素的。这意味着加强身体调摄,是预防疾病的主要关键。

血痹虚劳病脉证并治第六

论一首　脉证九条　方十首

仲景把血痹和虚劳合为一篇,具有深刻意义。

血痹是血液痹塞不能荣养皮肤的一种病变。血行痹塞形成瘀血,是造成虚劳病的原因之一。唐容川云:"凡有所瘀,莫不壅塞气道阻滞生机,久则变为骨蒸干血劳瘵。"王清任云:"血化下行不做劳。"这都说明血痹和虚劳的密切关系。仲景在篇末用大黄䗪虫丸治"五劳虚极",也就是这个意思。

【第一节】　问曰:血痹病从何得之? 师曰:夫尊荣人,骨弱肌肤盛,重因疲劳汗出,卧不时动摇,加被微风,遂得之。但以脉自微涩,在寸口、关上小紧,宜针引阳气,令脉和紧去则愈。

【语释】问:血痹病是怎样形成的呢? 师说:尊贵荣华的人,不从事体力劳动,筋骨就脆弱,由于饮食甘美,肌肤就充盛,这种人的阳气素虚,稍有疲劳就容易出汗或卧时不知慎,时时动摇风邪就容易乘虚侵袭。因阳气素弱,虽是微风也容易内侵而使血液凝滞形成血痹病。因气虚血滞,所以在诊断时脉搏微涩。因系风邪所伤,所以稍露紧象。在治疗时,应用针刺法导引阳气,使气血条达,脉象平和而不紧,血痹病就好了。

【按语】本节指出血痹病的致病原因以及诊断和治疗。

《素问·五脏生成篇》说:"卧出而风吹之,血凝于肤者为痹"。因为人身的阳气是"卫外而为固"的,人卧时,阳气潜藏于内,不能卫外,所以风邪容易内袭而成血痹。因此,可以体会出阳气虚是形成血痹的主要因素。因阳气的作用,不单是卫护肤表。血液的流行,也有赖于阳气的鼓荡,阳气不足,则血行迟缓无力,稍有外邪侵袭,就凝滞而成血痹。文中所说"骨弱肌肤盛""脉自微涩""宜针引阳气"等,都是说明这一问题。

【李批】此节讲病因病机,黄承昊《折肱漫录》云:坐卧时精神懒散则腠理疏,故风得袭之耳。风中尤不可睡,睡则腠理开,邪最易入也。

"加被微风"宜注意,此是疏风活络的根据,即是"微风",外证已不明显矣。

陆九芝曰:酸麻之证,臂不能举,亦有因于湿者,与木不同。血虚则木,必多火;气虚则麻,必多湿,不独为治风先治血一证。

《内经》云:"卧出而风吹之,血凝于肤者为痹。"病位在皮肤,即"中于阴者,名曰痹",故与风寒湿三气杂至之痹不同。其主因在血而不在阳气,故与本篇治虚劳之大黄䗪虫丸合在一篇。

【第二节】 血痹,阴阳俱微,寸口关上微,尺中小紧,外证身体不仁如风痹状,黄芪桂枝五物汤主之。

【语释】血痹病的患者,如果阴阳(气血)都不足,寸关两部的脉搏都很微弱,独尺部脉搏微见紧象。其表现于外的症状,周身麻木不仁和风痹一样,这种病应用黄芪桂枝五物汤主治。

【按语】本节是气血两虚的血痹病的诊断、症状和治疗。

上节的脉象是微涩而寸关稍紧,本节是脉微而仅尺部稍紧。微是气虚,涩是血滞,可以看出前节是阳气微而血滞成痹,其病轻,故可用针刺以导引阳气,气充血行则愈;此节是气血俱虚而成痹,其病重,故用黄芪五物汤以补气血。

《灵枢·邪气脏腑病形篇》说:"阴阳形气俱不足,勿取以针而调以甘药",就是这个道理。

【李批】尤在泾《金匮翼》认为"盖即风痹之证,而自风言之则为风痹,就血言之则为血痹"。丹波元坚云:"即云如风痹状,则其自有别,明矣。先君子曰:据《巢源》风痹乃顽麻疼痛兼有,而血痹则唯顽麻而无疼痛,岂可混同乎。"(参《杂病广要》)

黄芪桂枝五物汤方

黄芪三两　桂枝三两　芍药三两　生姜六两　大枣十二枚

上五味,以水六升,煮取二升,温服七合,日三服。一方有人参。

【方解】本方是桂枝汤的复方。用桂、芍以舒畅血行;姜、枣温通卫阳;因甘草性缓故去而不用;加入黄芪倍姜枣,是重在温通阳气以行痹。一增一减,主治就完全不同,于此可以看出仲景用药的灵活性。

【第三节】 夫男子平人,脉大为劳,极虚亦为劳。

【语释】男子在外貌上没有显著的病态,而脉搏浮大,这是虚阳外越,为劳病。脉搏极虚的是精气内夺,也是劳病。

【按语】本节以"大"和"极虚"两种脉象为虚劳病的提纲。

人身阴阳二气,是互为依存,所以说"阴平阳秘,精神乃治"。脉搏浮大而虚,象征着阳气外越而不秘,阳不秘则阴亦消亡,所以为劳。

李彣说:"脉大非气盛,重按必空濡",正是这种脉象。

【第四节】 男子面色薄者,主渴及亡血,卒喘悸,脉浮者,里虚也。

【语释】男子面部气色淡白而枯槁的,是精血亏损的现象,精血损耗则内热,所以主口渴。脱血则颜色枯槁苍白,所以主亡血。亡血容易使人喘促和心悸,所以一动作就猝然喘悸。血亏不能系恋阳气,故阳气外越而脉浮。这都是里虚的缘故。

【按语】喘和悸都有虚实的不同,临床上应加以鉴别,虚劳的喘是坐卧则略定,稍动则猝然而喘,和痰饮病的喘息不止者不同;虚劳的悸在情志安定时则坦然无事,受到些微刺激则突然心悸,和水气凌心的心悸不间断者不同,所以说"卒喘悸"。

【第五节】 男子脉虚沉弦,无寒热,短气里急❶,小便不利,面色白,时目瞑①,兼衄,少腹满,此为劳使之然。

【词解】①目瞑:视物不清楚。

【语释】男子脉象虚而兼沉弦,没有恶寒发热的表证,但具有气短、腹中拘急、小便不利、面色苍白、时常两眼昏花或兼有鼻衄、少腹胀满等症状,这都是劳损病所出现的征象。

【按语】本节是说明"脉极虚为劳"的意义及其症状。

短气、里急、小便不利、少腹满,都是气虚不能运化的现象。面色白、时目瞑,是气血不能上荣的征象。《灵枢·决气篇》说:"气脱者目不明,血脱者色白夭然不泽",正可与此互看。

【第六节】 劳之为病,其脉浮大,手足烦,春夏剧,秋冬瘥①,阴寒②精自出,酸削不能行。

【词解】①瘥:病情减轻。

②阴寒:前阴寒冷。

【语释】劳病的患者,多是阴虚而阳气外越,所以脉搏浮大而重按无力。四

---

❶ 急:邓本漫漶。

肢为诸阳之本,阳气外越所以手足烦热。春夏阳气上升,故病剧;秋冬阳气闭藏,故病瘥。这种病人因为生殖器官的机能衰退便出现前阴寒冷和滑精现象。由于滑精而下部更虚,以致两腿酸痛瘦削而不能行动。

【按语】本节是说明"脉大为劳"的意义及其症状。

人和自然环境是息息相通的。虚劳的患者多数是阴虚阳越,春夏阳气亢盛而增剧,秋冬阳气蛰伏而减轻,这具体说明了自然环境和疾病的密切关系,示人在临床上必须注意到患病的时令和环境。《素问·宣明五气篇》说:"阳病发于冬,阴病发于夏",也就是这个意思。

【第七节】 男子脉浮弱而涩,为无子,精气清冷。

【语释】男子脉浮弱而兼涩象。有这种脉象的人,多不能有子,这是因为他体质薄弱精气清冷的缘故。

【按语】本节不言症状及原因,当是先天禀赋不足的虚劳病。正如巢氏《诸病源候论·虚劳无子候》说:"丈夫无子者,其精清如水,冷如冰铁",和此节意义略同。

【第八节】 夫失精家,少腹弦急,阴头寒,目眩—作目眶痛,发落,脉极虚、芤、迟,为清谷亡血失精;脉得诸芤动微紧,男子失精,女子梦交。桂枝加龙骨牡蛎汤主之。

【语释】遗精病的患者,因为精液损耗而发现少腹弦急的症状,由于阳气不足而外阴部寒冷,阴茎头部寒凉。失精则血亦被耗,精血亏损不能上荣头目,则目瞑而发落。脉搏若见极虚而兼有芤、迟的现象,就可知道他的阳气衰微而有泄泻清谷或亡血失精的症状。假若在脉象上发现芤而兼有动或见微紧等现象时,芤是失精的脉象,动则有相火妄动的征象,微紧则是营卫不和。所以在男子为失精,在女子为梦交。这种病应用桂枝加龙骨牡蛎汤主治。

【按语】本节指出失精病的症状和治法。可分二截看:"夫失精家"四字是总帽。从"少腹弦急"至"亡血失精"为一截,是阳虚寒极的天雄散证;自"脉得诸芤动微紧"为一截,是阴虚阳越的桂枝加龙骨牡蛎汤证。

【李批】周岩云:自"夫失精家"至"清谷亡血失精",当是以天雄散主之,以下桂枝加龙骨牡蛎汤主之,正为合宜。

桂枝加龙骨牡蛎汤方《小品》(即《小品方》,下同)云:虚弱浮热汗出者,去桂,加白薇、附子各三分,故曰:二加龙牡汤。

桂枝　芍药　生姜各三两　甘草二两　大枣十二枚　龙骨　牡蛎各三两

上七味,以水七升,煮取三升,分温三服。

【方解】桂枝汤是和营卫调阴阳的方剂。所以对外感病能解肌祛邪,对内伤证也能调和气血。本方加龙骨、牡蛎,不仅取其涩敛固精,更重要的是借其收敛作用,以收敛浮越的阳气。

【李批】桂枝龙骨牡蛎汤去桂加白薇、附子各一钱五分,名二加龙骨汤。《小品》治前症兼虚羸浮热汗出者。因虚阳外浮,不宜桂枝之辛温,加附子、白薇,固阳而助其收涩。

天雄散方

天雄三两(炮)　白术八两　桂枝六两　龙骨三两

上四味,杵为散,酒服半钱匕,日三服;不知,稍加之。

【方解】天雄温补肾中阳气;桂枝辛甘,佐天雄以和阳;龙骨性涩,以收敛浮越的阳气;重用白术培补中气,以完成温中扶阳的功效,所以治少腹弦急、阴头寒、清谷、亡血、失精等症。但亡血失精由于相火妄动者,则不宜用此方。

【第九节】　男子平人,脉虚弱细微者,善盗汗也。

【语释】男子没有显著的病态,而他的脉象却虚弱细微,这是气血不足的现象,由其气血不足可以测知他经常盗汗。

【按语】本节是从脉知症,而不是据脉论症。

自汗和盗汗都属不足的病变,但自汗属阳虚,盗汗属阴虚。《素问·生气通天论》说:"阴者藏精而起极,阳者卫外而为固"。自汗是阳气不能外固,盗汗是阴气不能内守。人醒时阳气外出,寐时阳气内入,阴气虚经不起阳气的扰动,所以寐则汗出而醒则无汗。盗汗久则消耗阴津,阳气也受到影响而衰惫,所以常盗汗的患者脉搏多虚弱细微。

【第十节】　人年五六十,其病脉大者,痹侠背行,苦肠鸣、马刀、侠瘿①者,皆为劳得之。

【词解】①侠瘿:瘰疬之属,生于结喉两旁。

【语释】人年五六十岁,气血已衰,脉当虚弱,现在有病而脉反大,这是阳虚外越的现象。阳虚不能布达于背,所以"痹侠背行"。阳虚而阴气盛,则使人肠鸣,痹则气血凝滞而成马刀侠瘿。所以说肠鸣、马刀、侠瘿这些病,都是因劳伤阳气所形成的。

【按语】马刀、侠瘿都是情志郁结所致,而本节把它属之于"劳",认为"皆为劳得之",这是因为情志郁结则气滞血凝,瘀滞既久则阳气消耗而成劳。本篇血痹与虚劳并列,下文第十八节大黄䗪虫丸之治虚劳,都是这一意义。

【第十一节】 脉沉、小、迟,名脱气,其人疾行则喘喝,手足逆寒,腹满,甚则溏泄,食不消化也。

【语释】脉搏沉小而迟,这是阳气大虚的征象,所以叫作脱气。这种病人由于胸中气虚,走路疾时就会发生呼吸喘促的现象。由于阳气虚不能达于四肢,所以手足逆冷。不能运化精微,所以腹满,严重时并发生溏泄。这是阳气虚、脾虚不能消化水谷的缘故。

【按语】本节属虚寒病变,是虚劳中的另一病型。

从腹满、溏泄、食不消化来看,本节病变偏重于脾。脾阳不足不能运化精微,则腹满而食不消化,脾阳不足则中气衰惫而下陷,故疾行则喘喝。

【李批】喝,音喤,声之幽也。见《后汉书·张酺传》注。

【第十二节】 脉弦而大,弦则为减,大则为芤,减则为寒,芤则为虚,虚寒相搏,此名为革①,妇人则半产漏下,男子则亡血、失精。

【词解】①革:是浮取坚大,沉取无力的脉象。

【语释】脉象弦而兼大,弦脉是阳气减弱,大脉是阴气不足,大脉而见中虚则为芤脉。阳气衰减则为寒,脉见芤象则为虚,虚与寒相结合,形成浮大而沉虚的脉象,就叫作革。发现这种脉象的原因,女子多因小产或患漏下病所致,男子多因失血或遗精所致。

【按语】本节也是从脉知症。

"半产漏下""亡血失精"都是伤阴最严重的病。但阴伤则阳亦消,扶阳亦能育阴,这说明阴阳是互相为用的。因此,提出"减则为寒,芤则为虚"的虚寒病机,暗示着以温补为主的治疗方针,也就是"脱血补气"的基本原理。

关于"弦则为减"的问题

作者认为"弦则为减",应当是"弦则为紧"之误。因为"弦则为减"以下四句,是对偶性文句,"弦则为减"与"大则为芤"对,"减则为寒"与"芤则为虚"对。但"芤"是脉名,"减"却是量动词,二者对不起来,"文理不顺",所以认为"减"应作"紧",才是脉名对脉名,文理就顺了。作者除了说"减"与"紧"声同易转之外,还引证了《伤寒论》和《金匮要略》中大批"紧则为寒"的句子,用以说明"减则为寒"应当是"紧则为寒"。既然是"紧则为寒",上文就当然是"弦则为紧"了。

我认为,根据《伤寒论》和《金匮要略》中有不少"紧则为寒"的句子,便否认"减则为寒",就改"减"为"紧"这是逻辑上的错误,无须辩驳就可以看出来的。所以倒是应该从语法上讨论一下,看一看改"减"为"紧"有没有这样的必要。

张仲景无论在《伤寒论》或《金匮要略》中,用对偶句、联用句来说明脉象、脉理病理,是屡见不鲜的。举例来说:"脉浮而大,浮则为热,大则为虚。"(《伤寒论·太阳篇》)"少阴脉紧而沉,紧则为痛,沉则为水""脉浮而洪,浮则为风,洪则为气"(《金匮要略·水气病脉证并治》)"寸门脉迟而缓,迟则为寒,缓则为虚""寸口脉沉而弱,沉即主骨,弱即主筋,沉即为肾,弱即为肝"(《金匮要略·中风历节病脉证并治》)等等都是。这些,除了首句是脉名以外,下面都是依脉名来说明脉理或病理的对偶句。依彼例比,那么"脉弦而大"之下的"弦则为减,大则为芤"两句,就是解释"弦""大"脉理、病理的对偶句。即"弦"的病理是减——阳气衰减。"大"的病理是"芤"——外强中干之象。这样,"减"和"芤"就自然相对了。

人们会怀疑"芤"本来是脉名,现在不作脉名看待,却作为病理用词看待,这是否牵强?我认为,古人对于脉象的命名,本来就取义于物象或病理的,脉名本身,就能反映病理,所以二者不能强分。例如《金匮要略·水气病脉证并治》说:"寸口脉浮而迟,浮脉则热,迟脉则潜,热潜相搏名曰沉。趺阳脉浮而数,浮脉即热,数脉即止,热止相搏名曰伏。沉伏相搏名曰水。沉则络脉虚,伏则小便难,虚难相搏,水走皮肤,即为水矣。"这段文字,内容可分数节,每节都是先提脉名,然后以相对偶的句法来解释这些脉象的病理,最后找出病机。"热"和"潜"是浮迟脉的病理,"热"和"止"是浮数脉的病理。"热"和"潜"造成的病机是"沉","热"和"止"造成的病机是"伏"。"沉"而又"伏",就致成了水气病的出现。对于这段文字,特别要注意的是:"沉"和"伏"都是脉名,但这里不作脉名用,却作病机用,以"沉"代表络脉虚,以"伏"代表小便难,水不下趋而走于皮肤的络脉,于是就形成了水气病。

"沉"和"伏"可以不作为脉名用而作为病机,这就说明以"芤"表示病理,并无不可。"芤"既然作为病理,也就无须改"减"为"紧",文理也顺了。

作者又因这段文字在《妇人大全良方·崩中漏血生死脉方论》中直接写作"弦则为紧",因此认为本文的"减"本来就是"紧"字。这样的想法,也太简单了。因为《妇人大全良方》是宋代陈自明撰,其书晚于《金匮要略》约一千年,因此,说它敢于改"减"为"紧",是可以的,若据以证明"减"本应作"紧"则不足为凭。

(读"《金匮要略》疑析三则"与李今庸同志商榷)

【第十三节】 虚劳里急,悸衄,腹中痛,梦失精,四肢酸痛,手足烦热,咽干口燥,小建中汤主之。

【语释】虚劳病精气亏损,阳气又衰惫而不能运化,所以腹内拘急疼痛。阴气不足则虚阳外越,所以呈现手足烦热、咽干口燥及相火妄动的梦遗和迫血妄行的鼻衄等症状。但病本属不足,所以有心悸。阳气衰不能达于四肢,所以四肢酸痛。症状虽然错综复杂,总是由于中气不足,所以用小建中汤主治,以补其中气。

【按语】本节症状寒热错杂,所以首先提出"虚劳"二字,以证明这些症状是由虚劳而产生的。里急、腹中痛、四肢酸痛等,是属于寒证一类的病变。手足烦热、咽干口燥、衄等是属于热证一类的病变。但在这些寒热错杂的症状出现的同时,而出现了"悸"和"梦失精"的症状,就可以看出这些寒热错杂的症状不是真寒真热,而是由于虚劳不足影响到生理机能而反映出来的错杂现象。所以不治其寒热而用小建中汤培补中气,这正符合《内经》"阴阳形气俱不足,调以甘药"的原则。

小建中汤方

桂枝三两(去皮) 甘草三两(炙) 大枣十二枚 芍药六两 生姜二两 胶饴一升

上六味,以水七升,煮取三升,去滓,内胶饴,更上微火,消解,温服一升,日三服。呕家不可用建中汤,以甜故也。

《千金》疗男女因积冷气滞,或大病后不复常,若四肢沉重,骨肉酸痛,呼吸少气,行动喘乏❶,胸满气急,腰背强痛,心中虚悸,咽干唇燥,面体少色,或饮食无味,胁肋腹胀,头重不举,多卧少起,甚者积年,轻者百日,渐致瘦弱,五脏气竭,则难可复常,六脉俱不足,虚寒乏气,少腹拘急,羸瘠百病,名曰黄芪建中汤,又有人参二两。

【方解】本方甘草、大枣、胶饴,都是甘味药,脾喜甘,故用以健中气而缓急;但过于甘缓,则气血容易壅滞,所以又佐以姜桂的辛散以行气通卫,使缓而不滞。又因有相火妄动现象,故倍用芍药的酸敛以戢安相火。这样辛甘化合以养阳,酸甘化合以育阴,阴阳平调,中气健运,虚劳自然就痊愈了。

【第十四节】 虚劳里急,诸不足,黄芪建中汤主之。

【语释】虚劳病里急而见有诸不足的症状,应用黄芪建中汤主治,以补其不足。

【按语】本节是具有上节症状而又兼见气短、喘喝等不足现象,故于建中汤中加黄芪以补其不足,这是脾肺兼顾的治法。

黄芪建中汤方

于小建中汤内加黄芪一两半,余依上法。气短胸满者,加生姜;腹满者,去枣,加茯苓一两半;及疗肺虚损不足,补气加半夏三两。

【方解】气短胸满,是上焦的阳气不行,故加生姜的辛散,以行其气;腹满是中焦的水气停滞,故去大枣的甘缓,而加茯苓以淡渗通阳;水饮阻逆,阳气不伸,而感觉气短,加半夏以逐除水饮,则气条畅,所以说"补气加半夏"。

【第十五节】 虚劳腰痛,少腹拘急,小便不利者,八味肾气丸主之。
方见脚气中。

【语释】虚劳而发现腰痛,这是肾虚的象征。肾气虚惫不能化气行水,所以少腹拘急而小便不利。八味肾气丸补肾虚并能温暖肾阳以行气化水,故用为主治方剂。

【按语】本节是劳损肾气的治疗方法。《难经》说:"损其肾者益其精"。八味肾气丸即补肾精的方剂。

本篇第十三节小建中是以培养中气为主,本篇第十四节黄芪建中是培补中

---

❶ 乏:邓本作之。

气兼助肺气,此节则以培补下焦元气为主,三条可互相参看。

【第十六节】 虚劳诸不足,风气百疾,薯蓣丸主之。

【语释】 一切虚劳不足的病而兼有各种风气病的,就不能单纯补虚,应用薯蓣丸补虚而兼能祛风的方剂为主。

【按语】 本节是虚实并见的虚劳病的治疗方法。虚病宜用补法,小建中、黄芪建中、八味丸等都是补虚的治法。但虚病而兼有实证,则扶正去邪必须兼顾。薯蓣丸就是适合这种病情的方剂。

本方治风气百疾,而用风药独少,也可以看出是重在扶正。因病至虚劳不足,正气衰惫已极,重用扶正,才可以胜邪,轻用疏风,才不致伤正。《素问·至真要大论》说:"从多从少观其事也",正说明中医治疗疾病的灵活性。

薯蓣丸方

薯蓣三十分　当归　桂枝　曲　干地黄　黄豆卷各十分　甘草二十八分

人参七分　川芎　芍药　白术　麦门冬　杏仁各六分　柴胡　桔梗

茯苓各五分　阿胶七分　干姜三分　白蔹二分　防风六分

大枣百枚(为膏)

上二十一味,末之,炼蜜为丸,如弹子大,空腹酒服一丸,一百丸为一剂。

【方解】 本方以八珍、薯蓣、阿胶、麦冬、大枣十二味补其不足,但补药多滞,故用曲以行其胃气,桔梗、杏仁以开提肺气,柴胡、防风、豆卷以疏散风邪,白蔹以通络活血(注:白蔹辛寒入血分,寒以清热,辛以散结)。气血之性,寒则凝滞,温则流通,故又用桂枝、干姜的辛温以流通气血,使扶正而不妨祛邪,正是补散兼施的良方。

【李批】 虚劳诸不足,症也;风气百疾,因也;薯蓣丸主之,治也。

《张氏医通》:"按薯蓣丸专主表邪不解,误用凉药,伤犯肺胃自上而下之虚劳……其方全以桂枝汤和荣散邪,合理中丸兼理药误,君以薯蓣大理脾肺,毫不及乎补益肾肝。"《医门法律》以为"虚劳不足,最易生风生气,殊失《金匮》主方本旨。"

按上条是由下损上,本条由上损下。凡由下损上者,多由内伤,故肾气丸中独培肾肝,由上损下者,多由外邪先伤肺气,故薯蓣丸中兼有风药。

据《张氏医通》说,本方当适用于表邪之误用滋补固敛者。

【第十七节】 虚劳虚烦不得眠,酸枣汤主之。

【语释】虚劳而致虚烦不得眠,这是肝虚血少的现象。因血虚不能收敛阳气故虚烦,肝虚则魂不安舍故不眠,应用酸枣仁汤主治。

酸枣汤方

酸枣仁二升　甘草一两　知母　茯苓各二两　川芎二两[《深师》(即《深师方》,下同)有生姜二两]

上五味,以水八味,煮酸枣仁得六升,内诸药,煮取三升,分温三服。

【按语】本节是虚劳,而重点在于心肝的病变。"心主血""肝藏血",心血不足则虚烦,肝血不足则失眠。方中用茯苓以保心气,血虚最易生热,所以方中加知母以清热,酸枣仁两补心肝,故以为君。从其制方意义可以看出本病的重点所在。

【李批】虚字有二义:一是无痰饮宿食,故谓之虚;一是五内枯燥,荣少阴虚。陆渊雷《金匮要略今释》对本条的解释尚佳。

《类聚方广义》云:健忘、惊悸、怔忡三证,有宜此方者,随证择加黄连、辰砂。

《太平圣惠方》:治骨蒸不眠心烦,酸枣仁一两,水二盏,研,绞取汁,下粳米二合,煮粥候熟,下地黄汁一合,再煮匀食。

酸枣仁润肝敛肝,知母润肝降肺,甘草和脾,茯苓安心。由于四脏之药过于静,故又加川芎辛而行血以佐之。治失眠有用百合一两、苏叶三钱者,其百合即从本方知母悟出,苏叶即从本方川芎悟出。

【第十八节】　五劳虚极,羸瘦,腹满不能饮食,食伤,忧伤,饮伤,房室伤,饥伤,劳伤,经络荣卫气伤,内有干血,肌肤甲错,两目黯黑,缓中补虚,大黄䗪虫丸主之。

【语释】由于各种虚劳而致极虚,气血衰惫而极瘦;机能阻抑而腹满不能饮食。这种病的原因,或由于饮食失调,或由于忧思过度,或由于饮酒过量,或由于房欲无度,或由于过度饥饿或劳倦。以上这些情况,都能使经络营卫之气受到刺激而壅遏,以致内部留有瘀血,新血受到阻碍不能达于肌表,肌肤就干枯甲错,两目周围的颜色也黯黑无泽。在治疗时,须缓解其中气的郁遏而补其不足,应用大黄䗪虫丸主治。

【按语】本节说明因瘀血成劳的症状和治法。本症的特征在"肌肤甲错""两目黯黑"。因"羸瘦,腹满不能食",是一般虚劳所常有的症状,不能作为瘀血症的诊断依据。而"肌肤甲错,两目黯黑",则是瘀血病的特征。这也说明大黄盧虫丸治虚劳,必具有"肌肤甲错,两目黯黑"的特征时才能适用。不能认为它有"缓中补虚"的作用而应用于一切虚劳患者。

"缓中补虚",应细心体会其意义。缓中,有徐徐缓和中气的意思。因血瘀而成为干血,则不宜于急治,故不用汤剂而用丸剂(丸者缓也,具有缓慢的意思)。干血不去,则新血不能尽其濡润作用,所以用大黄盧虫丸缓缓去其瘀血而调其新血,以恢复其正常机能。这就是本节所说"缓中补虚"的意义。

大黄盧虫丸方

大黄十分(蒸)　黄芩二两　甘草三两　桃仁一升　杏仁一升　芍药四两　干地黄十两　干漆一两　虻虫一升　水蛭百枚　蛴螬一升　盧虫半升

上十二味,末之,炼蜜和丸,小豆大,酒饮服五丸,日三服。

【方解】水蛭、蛴螬、虻虫、盧虫都是唆血的动物,故用为攻瘀的主药;大黄、桃仁、杏仁、干漆、干地黄等佐之以行其瘀血;芍药、甘草以缓和其毒性;黄芩以清其郁热;又为丸分服,则药效徐缓,只要确属瘀血,尽可大胆使用。

【李批】大黄盧虫丸方主治的主要症状是腹满(因瘀血所致),其余症状是可有可无的。路子林介绍:一妇女,子宫狭小,致使瘀血潴留,小腹硬满,腹有青筋,服此方甚效。

附方❶

《千金翼》炙甘草汤方—云复脉汤

治虚劳不足,汗出而闷,脉结悸,行动如常,不出百日,危急者十一日死。

甘草四两(炙)　桂枝　生姜各三两　麦门冬半升　麻仁半升　人参　阿胶各二两　大枣三十枚　生地黄一斤

上九味,以酒七升,水八升,先煮八味,取三升,去滓,内胶消尽,温服一升,日三服。

【按语】虚劳而见脉结心悸,脉结是荣气迟涩,心悸是血亏而心无所养,再兼汗出则津液益耗,故知其为危证。此症之闷是因虚而气机不行,患者感觉痞闷。用炙甘草汤治其闷,就是《内经》"塞因塞用"的意思。

《肘后》獭肝散

治冷劳,又主鬼疰一门相染。

獭肝一具。

炙干末之,水服方寸匕,日三服。

---

❶ 附方:邓本漫漶。

【按语】冷劳、鬼疰，疑即后世所说的肺痨。獭肝性温，能杀虫，所以古人用以治此病。经验证明：古人在临床上已认识到这种病是由病虫（病菌）引起的。

结　语

本篇首先说明血痹病的致病原因和治疗。暗示着血痹病失治就有转变虚劳的可能，示人要及早治疗。在治法上，血痹以通达阳气为主，虚劳以培补中气为主，病机的轻重深浅，就可以测知。

虚劳是本篇的主要内容。首先以"脉大为劳"和"脉极虚亦为劳"作为虚劳的总纲，也可以说是虚劳的两种不同病型。"脉大为劳"是阴虚而阳气浮越的病变，篇中的桂枝龙牡汤、酸枣仁汤都属于这一病型的治法。"脉极虚亦为劳"是阴阳俱虚，也可以说是生理机能极度衰惫的病变。篇中的小建中汤、黄芪建中汤、八味肾气丸等，也都属于这一病型的治法。此外，对阳虚的"少腹弦急，阴头寒"等症状，也作了说明，并有以天雄散温补肾阳的治法。

从治法上可以窥知仲景的用药规程。本篇的治法，概括可分三种：一种是重在和营卫调气血，如黄芪五物汤、桂枝龙牡汤、酸枣仁汤等；一种是重在培补中气，如小建中汤、黄芪建中汤、八味肾气丸、薯蓣丸等；一种是重在攻邪，如大黄䗪虫丸。从用药规程上，可以看出几个问题：

1. 以调和营卫为虚劳的初步治法。因营卫调和气血周流则机能可逐渐恢复，但也要根据病机或温或清，灵活施治。

2. 脾胃是后天的根本，凡虚症寒热错杂并见的，都可以调补脾胃借以布达运行，这就是"阴阳形气俱不足，调以甘药"的意义。至于临时的或补中兼攻（如薯蓣丸），攻多攻少，应根据病情灵活运用。

3. 凡由瘀血形成的虚劳，必须以祛瘀血为主。因瘀血不去，新血不能发挥其作用。大黄䗪虫丸能治五劳虚极就是这个道理。

总之，虚劳病的症候极为复杂，在治疗时首先要鉴别出它是哪一病型，予以适当的治疗。同时，由于学术不断地发展，在学习时，还应结合后世论著，做全面的探讨，对本篇才能得出正确的认识。

肺痿肺痈咳嗽上气病脉证治第七

论三首　脉证四条　方十六首

本篇内容包括肺痿、肺痈、咳嗽上气等几种疾病。因都是肺系疾病，所以合为一篇。

肺痿是肺气衰惫的虚性病变；肺痈是肺气壅塞的实性病变。在文中都作了扼要的说明。

咳嗽上气是肺胀的必有症状，也是肺痿、肺痈的常见症状。此外，又见于风寒水饮等疾病。因此，仲景在篇中不系统分类而错综罗列，正是要人相互比较，以便做进一步的研究和探讨。

【第一节】　问曰：热在上焦者，因咳为肺痿。肺痿之病，何从得之？师曰：或从汗出；或从呕吐；或从消渴，小便利数；或从便难，又被快药下利，重亡津液，故得之。曰：寸口脉数，其人咳，口中反有浊唾涎沫者何？师曰：为肺痿之病。若口中辟辟燥，咳即胸中隐隐痛，脉反滑数，此为肺痈，咳唾脓血。脉数虚者为肺痿，数实者为肺痈。

【语释】问：热邪在上焦，就使人咳嗽，因咳嗽就往往形成肺痿，肺痿病是由哪些原因促成的呢？师说：促成痿病的原因很多，或因发汗过多；或因时常呕吐；或因素有消渴病而小便频数；或因有习惯性的便秘，经常用泻药通便。不论其原因如何，总是在因热而咳的基础上再损耗津液而造成的。问：有一种病人的寸口脉数、咳嗽。脉数是热，应该干咳无痰，而患者口中反吐浊痰涎沫，是什么病因呢？师说：这就是肺痿病。因肺虚又被热邪熏灼，津液不能四布而被灼成涎，所以口吐浊痰涎沫。假若患者的口中辟辟然干燥而咳，咳嗽时胸中隐隐然作痛，脉搏反滑数有力，这就是肺痈。肺痈的特征，咳嗽则吐脓血。在脉诊上脉数而虚的为肺痿，脉数而实的为肺痈。

【按语】本节是分析肺痿和肺痈的不同脉症。可分三段看：自"问曰"至"故得之"为第一段，主要说明肺痿病的成因是"重亡津液"。自"寸口脉数"至"咳唾脓血"为第二段，说明肺痿和肺痈在脉症上的鉴别。最后两句为一段，说明肺痿和肺痈的基本脉象。

从文中所阐述的病机上可以看出：肺痿是肺气虚而火邪郁遏，以致津液不能输布而成涎；肺痈是肺气实而火邪壅闭，肺体腐溃而成脓血。尤在泾说："痿如草木之萎而不荣，痈如土之壅而不通"，很明确地指出两病的不同特征。在临床上的主要鉴别，就在于痰色和胸部的隐痛与否，因吐脓血和咳则胸中痛，是肺痈所独有的特征。

【第二节】 问曰：病咳逆，脉之，何以知此为肺痈？当有脓血，吐之则死，其脉何类？师曰：寸口脉微而数，微则为风，数则为热；微则汗出，数则恶寒。风中于卫，呼气不入；热过于荣，吸而不出。风伤皮毛，热伤血脉❶。风舍❷于肺，其人则咳，口干，喘满，咽燥不渴，多❸唾浊沫，时时振寒。热之所过，血为之凝滞，蓄结痈脓，吐如米粥。始萌可救，脓成则死。

【语释】问：咳嗽气逆的患者，寻按他的脉搏，怎样就可以知道他是肺痈，并能知道内有脓血，若到吐脓血时就成死证呢？他的脉象是怎样的？师说：这种病人的脉搏，寸口脉微而数，微脉（微是浮而无力的脉象）是风邪，数脉则为内热。脉微是表虚，所以有自汗出的症状，脉数是热邪内郁，热邪内郁则外现恶寒的症状。风邪中于卫分，风寒外束，使肺气不能外达，故上气喘喝而呼气不入。热邪结聚于营分，使肺气胀满迫塞，故吸而不出。风邪中于外，容易伤人皮毛，热邪郁于内，容易伤人血脉。肺主皮毛，所以风伤皮毛则内舍于肺，肺脏受到风邪的刺激和热邪的熏灼，则使人咳嗽、口中干燥而喘满、咽喉干燥而不渴、多吐浑浊稠痰、时时发现振寒。又由于热邪的熏灼，肺脏的血液凝滞，因之蓄结成为痈脓，所以吐出的臭痰和米粥一样。这种病在初期发现时尚可治疗，若脓已成则肺体腐溃而不能治疗了。

【按语】本节说明肺痈病的病因和症状。

文中"呼气不入"和"吸气不出"，是说明呼吸不利的症状，不可死板地看。因肺痈初起多因外感，人在患外感时往往呼吸不利，这是临床上常见的现象。

上节说"肺痈之脉滑数"，此节说"肺痈之脉微数"；上节说"咳则胸中痛"，

---

❶ 脉：邓本作肺。
❷ 舍：邓本作舍。
❸ 多：邓本作时。

此节说"呼而不入，吸而不出"。因上节是肺痈已成，此节是肺痈初起。初起是脉微而呼吸不利，已成是脉滑数而胸中隐痛。病机的轻重深浅，于此可见。

"始萌可救，脓成则死"，是示人不要延误疗期，应及早治疗的意思。"脓成则死"的"死"字当"活"看，临床上有些脓成的肺痈也能治愈，下文的桔梗汤就是例子；不可认为"脓成则死"，即对脓成的肺痈，不分轻重，就一律认为是不能治疗的病。

潘氏《医灯续焰》说："试肺痈法，凡人胸中隐隐痛，咳嗽有臭痰，吐在水内，（痰）沉者是痈脓，浮者是痰。"丹波元坚说："用双箸验之，其断为两段者是脓，其粘着不断者是痰。"《医宗金鉴》试肺痈法："令病者嚼生豆粒而不觉生豆气者是肺痈"。这些方法，都可作为临床上的参考。

【第三节】　上气，面浮肿，肩息，其脉浮大，不治；又加下利，尤甚。

【语释】患气上逆而喘的病人，面目浮肿，呼吸困难，两肩随之动摇，他的脉搏若再浮大，这是肾气极度衰惫而虚阳上越的现象，病不容易治疗。若再有下利的现象，是阴又下脱，"阴阳离决"，就更危险了。

【按语】本节是肾不纳气虚阳上越的病变。脉浮大必是豁大无力。从肩息可以看出病人气短而呼吸困难的情况，再加以豁大空虚的脉象，故可断其不治。

【第四节】　上气喘而躁者，属肺胀。欲作风水，发汗则愈。

【语释】气上逆喘满而兼有烦躁现象的，这是肺气不能运布而胀满的病变。肺气不布不能通调水道，因而水溢皮肤，就有风水病的趋势，用发汗法治疗，使水从汗泄，气机条畅，就可以痊愈。

【按语】本节是肺胀的症状和治法。

本节和上节都属于上气而喘的病变，在症状上略同于肺痈，故提出以示鉴别。

上气而喘的病变，也有虚实的不同。上节是肾虚不能潜纳阳气，因而虚阳上越为喘；本节是气滞不能运布，因而痞胀作喘。仲景虚实并提，是使人在"同中求异"，细心分析的意思。

【第五节】　肺痿，吐涎沫而不咳者，其人不渴，必遗尿，小便数。所以然者，以上虚不能制下故也。此为肺中冷，必眩，多涎唾，甘草干姜汤以温之。若服汤已渴者,属消渴。

【语释】肺痿病吐涎沫而不咳嗽,这是肺中气虚不能输布津液而成涎沫,但又无热邪的熏灼故不咳嗽。又由于患者不渴而有遗尿、小便频数等症状,更可证明其原因是上焦虚寒不能制约下焦的缘故。这种病是肺脏虚寒。虚寒则津液蓄聚而不能布达,故阻于上则头目眩晕,出于口则涎唾多。治疗时,应用甘草干姜汤以温暖肺脏。假如服汤后,涎沫止,小便仍数反渴,这就是肺寒已解,又当于消渴中求其治法。

【按语】本节是肺痿病属于虚寒的病型。

肺痿病多属于热,但也有属于寒的。因热能使肺气消灼而为肺痿,寒也能使肺气消沉而为肺痿。但不论因寒因热,总是因于肺虚,所以治疗的重点是补虚。根据属寒属热而佐以温清药物,这就是肺痿病的治疗原则。

甘草干姜汤方

甘草四两(炙)　干姜二两(炮)

上㕮咀,以水三升,煮取一升五合,去滓,分温再服。

【方解】本方治肺中冷,却用温暖脾阳的甘草、干姜,说明肺中冷是由于脾阳不足所致。这和大病瘥后喜唾者,主以理中丸的意思略同。

【第六节】　咳而上气,喉中水鸡①声,射干麻黄汤主之。

【词解】①水鸡:田鸡,俗名蛙。

【语释】咳嗽而气上逆,冲激痰涎而发出像水鸡一样的吼哮声音,这是寒邪侵肺,肺气与寒饮上逆的征象,应用射干麻黄汤主治,以散寒降逆。

【按语】自此以下四节列举各种原因的咳嗽上气病,以便于和肺痿、肺痈做比较分析。

上节是肺中虚寒、肺气消沉而成痿;本节是肺受寒侵,寒饮上逆而为咳,虚实迥然不同。因上节是虚寒而肺气消沉,故不咳无声而遗尿便数;本节是肺气逆而冲激痰涎,故咳而吼哮如水鸡声。这是本节和上节的主要区别点。

射干麻黄汤方

射干十三枚(一法三两)　麻黄　生姜各四两　细辛　紫菀　冬花各三两

大枣七枚　半夏大者八枚洗❶(一法半升)　五味半升

上九味,以水一斗二升,先煮麻黄两沸,去上沫,内诸药,煮取三升,分温

───────────────

❶ 大者八枚洗:邓本作大者洗八枚。

三服。

【方解】射干能开痰结,麻黄能开肺郁而散寒邪,生姜、细辛佐麻黄,以散寒行水;款冬花、紫菀、半夏止咳化痰;大枣健脾;五味子配生姜、细辛,具有一散一敛的作用,故为镇咳祛痰的良方。

【第七节】 咳逆上气,时时吐❶浊,但坐不得眠,皂荚丸主之。

【语释】咳嗽而气上逆,时时吐出稠痰,浊痰壅塞肺气,所以患者但坐而不能卧。这种病应用祛痰峻剂皂荚丸主治。

【按语】上节的咳嗽上气是寒邪侵肺,使肺气不能外达而上逆,冲激水饮而为咳嗽哮吼。本节是浊痰壅塞肺气,使肺气阻遏而咳逆上气。因此,在治疗上,上节是以散寒降逆为主,本节是以开窍祛痰为主。根据不同病因,采取不同措施,于此可用看出仲景"辨证论治"的精确性。

皂荚丸方

皂荚八两(刮去皮,用酥炙)

上一味,末之,蜜丸梧子大,以枣膏和汤,服三丸,日三夜一服。

【方解】皂荚味辛咸,能开诸窍,祛风痰、湿痰,是祛痰药的猛剂;用枣汤调下是缓和其性而兼顾脾胃。"服三丸"是取峻药缓服的意思。

【第八节】 咳而脉浮者,厚朴麻黄汤主之。

【语释】有咳嗽症状而脉浮的,是病邪在表,应当用厚朴麻黄汤主治,以散其外邪。

厚朴麻黄汤方

厚朴五两　麻黄四两　石膏如鸡子大　杏仁半升　半夏半升

细辛二两　小麦一升　干姜二两　五味子半升

上九味,以水一斗二升,先煮小麦熟,去滓,内诸药,煮取三升,温服一升,日三服。

【方解】此方是小青龙汤的变方,治表邪不解,又有寒饮侵肺的病变,具有表里两解的作用。用厚朴为君,以疏脾胃之气,脾气健运而水自下泄;麻黄开皮毛之结以散表寒;杏仁、半夏、干姜、细辛、五味子以化痰涤饮而降肺逆;石膏反佐以监制诸药而防止化热;小麦先煎使熟,用以护养心液,也是于祛邪之中兼以

---

❶ 吐:邓本作唾。

扶正的意思。

【第九节】 咳而脉沉者,泽漆汤主之。

【语释】有咳嗽症状而脉沉的,是病邪在里,应用泽漆汤主治,以涤其水饮。

【按语】上两节都不详述症状,而但凭脉象定出不同的治法,这是根据脉"浮为邪在表""沉为邪在里"的原则而确定的。在临床上还必须结合其他诊断作详细的分析。

泽漆汤方

半夏半升　泽漆三斤(以东流水五斗、煮取一斗五升)　紫参五两(一作紫菀)　生姜五两　白前五两　甘草　黄芩　人参　桂枝各三两

上九味,㕮咀,内泽漆汁中,煮取五升,温服五合,至夜尽。

【方解】本方治痰饮内盛表证已罢,乃因势利导以逐内饮的方剂。脉沉当责有水,水所以能停留而为饮,因脾气衰不能节制,肺气逆不能通调,故用人参、甘草以培养脾气,半夏、生姜以安胃降逆,紫参、白前以开肺散结,黄芩、桂枝以协和阴阳,以泽漆为君而先煮之,使其药味浓厚,领诸药直达病所,以成消痰行水的功效。

【第十节】 大逆①上气,咽喉不利,止逆下气者,麦门冬汤主之。

【词解】①大逆:《医宗金鉴》改作"火逆",今从之。

【语释】火气上逆,熏灼肺气使不得降,津液被灼而感到咽喉干燥不利,应以清热止逆的麦门冬汤主治。

【按语】本节是火邪灼肺的治疗方法。

古人称肺为娇脏,因肺司呼吸而主清肃,最不能经受刺激。若火邪灼肺,则气被耗而肺虚,虚则不能清肃下行,而成火逆上气的病变。麦门冬汤不但能清肺热,也能补肺虚,文中不说补肺清热而说止逆下气,正因为止逆下气是肺脏"清肃下行"功能恢复的表现,而清热补虚又是恢复肺脏功能的主要措施。所以沈明宗认为本方是治肺痿的主方。

麦门冬汤方

麦门冬七升❶　半夏一升　人参三两　甘草二两　粳米三合　大枣十二枚

---

❶ 七升:邓本漫漶。

上六味,以水一斗二升,煮取六升,温服一升,日三夜一服。

【方解】本方重用麦门冬为君;配人参、甘草、大枣、粳米滋润补养的药物,以清肺热补肺虚。但肺被热灼,其津液已成痰涎,故又佐半夏以降逆化痰。所以为治肺有虚热气逆的良方。

【第十一节】 肺痈,喘不得卧,葶苈大枣泻肺汤主之。

【语释】肺痈病,气喘不能卧,是肺气壅闭程度已极严重,故用葶苈大枣泻肺汤主治。

【按语】本节是肺痈初期脓尚未成的治法。肺中生痈尚未成脓而急用泻法,是喘不得卧的紧急措施,也就是"急则治其标"的治法。于此可知,葶苈大枣汤是为"喘不得卧"而设,不是为肺痈而设,故不可用此方治一切肺痈病。

本证的特点在"喘不得卧",而不在肺痈。痰饮篇"支饮不得息"也用此方治疗,说明病的发展归宿虽不同,但如其病机都是"肺气壅闭",就可用同一治法。

上文第六、七两节症状相同,而病因不同,则采用不同治法。本节和痰饮篇"支饮不得息"节,是病因不同而病机相同,就又采用同样治法。于此更可体会出"辨证论治"的灵活性。

葶苈大枣泻肺汤方

葶苈熬令黄色,捣丸如弹丸大 大枣十二枚

上先以水三升,煮枣取二升,去枣,内葶苈,煮取一升,顿服。

【方解】葶苈泻水平喘,治实证有捷效;佐大枣所以保护脾胃,恐其峻泻损耗中气,适用于肺痈初起。若脓已成,即非所宜。

【第十二节】 咳而胸满,振寒脉数,咽干不渴,时出浊唾腥臭,久久吐脓如米粥者,为肺痈,桔梗汤主之。

【语释】咳嗽而胸部胀满,外症有振寒的感觉,这是肺气壅遏不能外达皮毛的缘故。脉搏数是热邪内郁的征象。若再不断吐出带有腥臭味的浊痰,证明肺已成痈。时间再久了,腐溃成脓,就要吐出状如米粥样的脓血。肺痈成脓后,应当用桔梗汤主治。

【按语】本节是肺痈已成的治疗方法。

本证的主要特征在"吐脓如米粥",而其关键则在"时出浊唾腥臭"。因痰味腥臭,证明肺痈已开始化脓,仅是尚未溃破而已。所以说"久久吐脓如米粥"。桔梗汤用桔梗以开散肺壅,借以排脓外出,用甘草以解痈毒,并补肺虚,故可治脓成的肺痈。

桔梗汤方 亦治血痹

桔梗一两❶ 甘草二两(生)❷

上二味,以水三升,煮取一升,分温再服,则吐脓血也。

【方解】桔梗性能宣散肺气,故能治肺痈,其排脓作用,正是因其宣散之力;甘草能清热解毒泻火,并能补肺气,故本方治肺痈成脓有效。

【第十三节】 咳而上气,此为肺胀,其人喘,目如脱状①,脉浮大者,越婢加半夏汤主之。

【词解】①目如脱状:眼球突胀,像要脱出似的。

【语释】患者咳嗽气上逆,而没有咳则胸部隐痛的肺痈症状,这是水饮上泛的肺胀病。因肺胀则不能清肃下行,所以使人喘促。若患者目睛突胀,脉搏浮大,这是外邪和水饮都壅塞在肺中的缘故,应用越婢加半夏汤主治,以散其外邪而蠲其水饮。

【按语】本节和下节是承上文第四节补出肺胀的症状和治法。

越婢加半夏汤方

麻黄六两 石膏半斤 生姜三两 大枣十五枚 甘草二两 半夏半升

上六味,以水六升,先煮麻黄,去上沫,内诸药,煮取三升,分温三服。

【方解】气喘目如脱状,这是风热郁闭肺气的严重情况。麻黄散表邪,石膏清内热,加半夏以消饮降逆,故为治肺胀的主方。

【第十四节】 肺胀咳而上气,烦躁而喘,脉浮者,心下有水,小青龙加石膏汤主之。

【语释】肺胀病咳嗽气上逆,烦躁喘促,脉搏现浮象,这是表邪外郁而心下有水气的缘故。因表邪外郁则肺气不能外达,水停心下肺气不能下行,故为肺胀咳嗽,应用小青龙汤,只因胸阳被郁而烦躁,故加石膏。

【按语】本节重点在"烦躁而喘",上节重点在"目如脱状",同是肺胀,同是咳而上气,而上节则重用石膏以清热,本节则重用麻桂姜辛以温运,这是根据不

---

❶ 一两:邓本脱文。
❷ 生:邓本无。

同病机而采取的不同措施。《素问》说："谨察病机，无失气宜"，就是这个道理。

小青龙加石膏汤方《千金方》证治同，外更加胁下痛引缺盆。

麻黄　桂枝　芍药　细辛　干姜　甘草各三两　半夏　五味子各半升
石膏二两

上九味，以水一斗，先煮麻黄，去沫，内诸药，煮取三升，强人服一升，羸者减之，日三服，小儿服四合。

【方解】本方用麻黄、桂枝发汗，以解表而泄水于外；半夏、干姜、细辛温中而散水饮于内；芍药、五味子收敛逆气；甘草益脾土，以制水逆；加石膏以去烦躁，并能解服出汗，故为散寒利水的良方。

附方

《外台》炙甘草汤

治肺痿，涎唾多，心中温温液液者。（《方见虚劳中》）

《千金》甘草汤

甘草

上一味，以水三升，煮减半，分温三服。

【李批】喻嘉言曰：肺痿见其舌白，恣胆用燥药，令其熇熇自焚而死者，医罪加等。即与《千金》炙甘草汤。

《千金》生姜甘草汤

治肺痿，咳唾涎沫不止，咽燥而渴。

生姜五两　人参三两　甘草四两　大枣十五枚

上四味，以水七升，煮取三升，分温三服。

《千金》桂枝去芍药加皂荚汤

治肺痿，吐涎沫。

桂枝　生姜各三两　甘草二两　大枣十枚　皂荚二枚（去皮子，炙焦）

上五味，以水七升，微微火煮取三升，分温三服。

《外台》桔梗白散

治咳而胸满，振寒脉数，咽干不渴，时出浊唾腥臭，久久吐脓如米粥者，为肺痈。

桔梗　贝母各三分　巴豆一分（去皮，熬研如脂）

上三味，为散，强人饮服半钱匕，羸者减之。病在膈上者，吐脓血；在膈下者，泻出。若下多不止，饮冷水一杯则定。

【按语】此方宜慎用，普通强人以巴豆霜五厘为准，弱人以三厘为准。

《千金》苇茎汤

治咳有微热,烦满,胸中甲错,是为肺痈。

苇茎二升　薏苡仁半升　桃仁五十枚　瓜瓣半升

上四味,以水一斗,先煮苇茎得五升,去渣,内诸药,煮取二升,服一升,再服,当吐如脓。

【方解】瓜瓣,历来说法不一,有的认为是冬瓜仁,有的认为是甜瓜仁,有的认为是丝瓜瓣或瓜瓢。在临床上一般常用冬瓜仁。

【第十五节】 肺痈,胸满胀,一身面目浮肿,鼻塞清涕出,不闻香臭酸辛,咳逆上气,喘鸣迫塞,葶苈大枣泻肺汤主之。

方见本篇第十一节中,三日一剂,可至三四剂。此先服小青龙汤一剂,乃进。小青龙汤方见咳嗽门内。

【语释】肺痈病,胸部胀满,周身面目浮肿,鼻窍滞塞而流清涕,闻不出香臭酸辛等气味,咳嗽气上逆,喘促痰鸣,胸部感到迫塞,这都是热邪挟饮壅聚于肺的现象。应用葶苈大枣泻肺汤主治。

【按语】本节似是仲景原文,应在葶苈大枣泻肺汤一节下,或后人编次时误入附方内。

结　语

本篇首四节,提出肺痿、肺痈、肺胀等病的脉因症治,作为全篇的总纲。同时对肺痿、肺痈做了对比说明,使人容易鉴别。

肺痿、肺痈在病机上,一属于虚,一属于实。在症状上,肺痿病咳嗽胸部不痛,咳唾涎沫,其味不臭,脉多虚数;肺痈病咳嗽胸部隐痛甚至喘不得卧,咳吐痰浊,其味腥臭,溃则咳吐米粥样脓血,脉多滑数。

肺胀咳而上气,和肺痈的咳而喘不得卧,在症状上有些近似,但肺胀胸部不痛,多不吐痰,可作鉴别。在病机上,肺痈是肺气壅塞,由壅塞而至肺体腐溃;肺胀则是寒邪外束,水饮上凌,以致肺气不能外布下达,是肺的机能被阻,肺体无损,这是肺痈和肺胀的基本不同点。

肺痿、肺痈虽然都是郁热蓄积于肺,灼伤肺津所成,但由于患者的体质和致病因素不同,所以表现的症状也就不一样。因而有的肺气壅塞而成肺痈,有的肺气痿弱而成肺痿,而肺痿之中,又有遗尿、小便数的虚寒病型。在临床上,不能执一而治,应当详慎的探求病机。

在治疗方面,由于肺痿多属于虚,故宜于补,或清或温,要根据病情灵活施用。肺痈则多属于实,故宜于泻。但在时间上也有早晚的不同。如脓尚未成,内热炽盛,当以泻肺为主;脓成以后,因内部蓄聚脓血,就当以排出脓血为主。至于咳逆上气,因其病情复杂,运用的方剂也比较繁多,大概可分为两类:一是散外邪兼除痰饮,如热壅于内的越婢加半夏汤,心下有水的用小青龙加石膏汤,痰阻喉中的用射干麻黄汤,脉浮而咳的用厚朴麻黄汤等;一是以涤饮除痰为主,如体力壮健而浊痰壅肺的可用皂荚丸,若痰饮内蓄而体力较弱的,则用泽漆汤。

总之,于治法中要深刻体会仲景"辨证论治"的治疗规程,在临床上自能应变无穷。

奔豚气病脉证治第八

论二首　方三首

　　奔豚是一种发作性疾病,其致病原因多由寒热邪气,蓄积肝肾,当机体受到某种刺激而降低控制能力时,即上冲而发病。篇中所谓"皆从惊恐得之",这是奔豚病的发病诱因而不是致病原因。

　　【第一节】　师曰:病有奔豚,有吐脓,有惊怖,有火邪,此四部病,皆从惊发得之。

　　注:豚与㹠通。

　　【语释】师说:疾病中有奔豚病,有吐脓、有惊怖、有火邪,这四种病都是因为惊恐使精神受到刺激而发生的。

　　【按语】本篇以奔豚气病为主,而此节提出吐脓、惊怖、火邪等三病,下文对三病皆略而不谈,疑有脱误。

　　【第二节】　师曰:奔豚病,从少腹起,上冲咽喉,发作欲死,复还止,皆从惊恐得之。

　　【语释】师说:奔豚气病发作的时候,自觉气从少腹部上冲,严重时可以上冲至咽喉,同时腹痛的很剧烈。若其气平而邪气下降,则病即自止。忽作忽止,发作得剧烈,好得也很快,可知不是实质病变,这是由于惊恐使精神受到刺激所引起的。

　　【按语】本节提出奔豚病的症状及其原因。"病从少腹起",说明奔豚病的原因是邪气积于少腹,而惊恐等精神刺激是奔豚病发作的诱因。

　　【第三节】　奔豚,气上冲胸,腹痛,往来寒热,奔豚汤主之。

　　【语释】奔豚病若是邪气在肝,其发作时同样是气上冲胸部,腹痛,但兼有往来寒热的症状。这种病应用奔豚汤主治。

　　【按语】本节是奔豚病而病邪在肝的治疗方法。在理论上,寒热往来属于少阳,少阳胆和厥阴肝相为表里,从寒热往来的症状,可知这是肝病而连及少阳的奔豚病。

奔豚汤方

甘草　川芎　当归各二两　半夏四两　黄芩二两　生葛五两

芍药二两　生姜四两　甘李根白皮一升

上九味,以水二斗,煮取五升,温服一升,日三夜一服。

【方解】《本草别录》说:"李根白皮大寒无毒,治消渴,止心烦逆,奔豚气",故本方用为主药。黄芩、生葛、生姜、半夏解寒热而降逆气;当归、芍药、川芎理血散结而止腹痛,且能平肝降逆,故用为臣使药。

【第四节】　发汗后,烧针令其汗,针处被寒,核起而赤者,必发贲豚,气从少腹上至心,灸其核上各一壮,与桂枝加桂汤主之。

注:贲与奔同。

【语释】患者有表证经过发汗,再用烧针令其发汗,若针处受到寒邪的侵袭,寒邪从针孔处深入,必引起结核而红肿。又因发汗过多耗损心液,肾邪乘心虚而上冲,故必发为奔豚。其症状是气从少腹上冲至胸部。治疗时,应用灸法灸其核上一壮,断其外寒内入之路,然后再内服桂枝加桂汤,以止其上逆的肾邪。

【按语】本节是因误汗而成奔豚的治法。发汗后复用温针发汗,则发汗必过多,汗为心液,发汗过多,则心气不足,故寒气乘虚上冲而为奔豚。

桂枝加桂汤方

桂枝五两　芍药三两　甘草二两(灸)　生姜三两　大枣十二枚

上五味,以水七升,微火煮取三升,去滓,温服一升。

【方解】桂枝散寒降冲逆,芍药止腹痛,甘草、大枣和胃缓急迫,生姜健胃降逆,属于寒性的奔豚气可用此方。即使不是烧针引起的(只要属寒)也同样适用。

【第五节】　发汗后,脐下悸者,欲作贲豚,茯苓桂枝甘草大枣汤主之。

【语释】发汗后而觉脐下悸动,这是由于发汗后心阳不足,下焦水邪将乘虚上泛而欲作奔豚病。应用茯苓桂枝甘草大枣汤主治,以扶心阳而制水气。

【按语】本节是欲作奔豚而尚未发作的预防治法。

本节与上节同是发汗后的变证,上节是患者素有内寒、发汗后而寒气上冲因成奔豚;本节是患者素有水饮,发汗后饮将上泛而欲作奔豚。一属寒邪,一属水饮;一为已发,一为欲发。故治法迥然不同。

茯苓桂枝甘草大枣汤方

茯苓半斤　甘草二两(炙)　大枣十五枚　桂枝四两

上四味,以甘澜水一斗,先煮茯苓,减二升,内诸药,煮取三升,去滓,温服一升,日三服(甘澜水法:取水二斗,置大盆内,以勺扬之,水上有珠子五六千颗相逐,取用之)。

【方解】茯苓能强心利水,故以为君;桂枝扶心阳而降冲逆;甘草、大枣崇土制水。甘澜水则取其行而不滞,使水气下行不再上逆。

结　语

"奔豚"这一病名,首见于《灵枢》和《难经》,但与本篇的奔豚似不相同。如《灵枢·邪气脏腑病形篇》说:"脉微急为沉厥奔豚,足不收,不得前后";《难经》五十六难说:"肾之积,名曰奔豚",症状是"令人喘逆,骨痿少气",都和本篇所述症状不同。本篇标题为"奔豚气",正是暗示着和《灵枢》《难经》的"奔豚"是名同而实异的另一种病变。

从奔豚的主要症状来看,为气冲心胸,甚而上至咽喉,并伴有剧烈的腹痛,时结时散,忽来忽去,如豚之奔突,故名"奔豚"。从其发病情况和治疗规程上看,大致可分两类:一是由于精神刺激所发,而病属于肝,在病机上多偏于热,如奔豚汤证;一是由于阳虚水饮上冲所致,而病属于肾,在病机上多偏于寒,如桂枝加桂汤、茯苓桂枝甘草大枣汤证。

总之,本证寒热不同,病因各异,或在厥阴,或在少阴,或从惊恐,或从阴寒,当细心分析,灵活施治,才能达到愈病的目的。

胸痹心痛短气病脉证治第九

论一首 证一首 方十首

"痹"是"闭塞"的意思。古人以胸为气海,胸部之气闭塞不通,不通则痛,所以胸痹必兼心痛。并因气不通利,患者往往由痞塞短气的症状。从各节中多冠以"胸痹"二字来看,仲景虽把三病合为一篇,而实际是以胸痹为主的。

【第一节】 师曰:夫脉当取太过不及,阳微阴弦,即胸痹而痛。所以然者,责其极虚也。今阳虚知在上焦,所以胸痹心痛者,以其阴弦故也。

【语释】师说:诊脉者当细心分析太过和不及的脉象,从脉象上进一步来研究病情。假若病者上部脉微弱,下部脉弦实,就可知道病者是胸痹而痛。因为人身的阳气在上,阴气在下。上部脉微,是上焦的阳气极虚;下部脉弦实,是下焦的阴邪过盛。阳虚阴盛,阴邪乘虚上逆,就要胸痹而痛了。

【按语】本节阐明胸痹心痛的病因。太过是邪气盛,不及是正气虚,而正虚是形成胸痹心痛的病因,所以说:"胸痹而痛,责其极虚"。

【第二节】 平人无寒热,短气不足以息者,实也。

【语释】素无疾病的人,又没有外感的寒热症状,而突然感到短气呼吸不利的,这是邪气充实,阻塞于胸中的缘故,不要因为"短气不足以息"而当作虚病。

【按语】短气有因久病气虚的,属于虚性病变;有因痰饮阻其升降之路的,属于实性病变。而在实性病变中,又有属于外感的,有外感激动痰饮,也能使人呼吸不利而感到气短。本节首先指出"平人",说明不是久病气虚的患者,又指出"无寒热",说明不是外感的患者,所以断定为里实证。

【第三节】 胸痹之病,喘息咳唾,胸背痛,短气,寸口脉沉而迟,关上小紧数,瓜蒌薤白白酒①汤主之。

【词解】①白酒:就是白色的酒。米酒初酿成者叫白酒。

【语释】胸痹病有呼吸喘促,咳嗽吐痰,胸背相互牵引作痛,感觉气短的症状;寸部的脉搏沉而迟,关部微见紧数。这是阳气衰微,病邪充塞胸部,阻碍阳气的流通,影响气息出入的缘故,应用瓜蒌薤白白酒汤主治,以宣通阳气而祛其痰涎。

【按语】本节详述胸痹病的脉证和治法。凡下言胸痹的,皆包括本节脉证在内。

本篇的咳嗽短气,和"痰饮篇"悬饮病的咳唾短气相同,但悬饮病必兼胁下痛,而胸痹则兼胸背引痛,这是应当注意的地方。

瓜蒌薤白白酒汤方

瓜蒌实一枚(捣)　薤白半升　白酒七升

上三味,同煮,取二升,分温再服。

【方解】本方以瓜蒌为君,用以祛痰涎。薤白、白酒以宣通阳气。在临床上,用米醋亦极验。

【第四节】　胸痹,不得卧,心痛彻背者,瓜蒌薤白半夏汤主之。

【语释】胸痹病呼吸迫促,至于不能平卧,心部疼痛牵连到背部,是痰饮痹塞胸部,气被阻遏,不能下行,故喘促不能卧;气血瘀滞,故胸背皆痛,较前证为重,所以于前方中加半夏以祛痰饮。

瓜蒌薤白半夏汤方

瓜蒌实一枚(捣)　薤白三两　半夏半升❶　白酒一斗

上四味,同煮,取四升,温服一升,日三服。

【方解】本方是具上节脉症而偏重于痰饮,故于前方中加半夏以祛痰饮。

【第五节】　胸痹,心中痞气气结在胸,胸满,胁下逆抢心,枳实薤白桂枝汤主之,人参汤亦主之。

【语释】胸痹是阳虚气不运行,浊阴凝聚,所以感到心中痞塞,由于胸中气滞,所以形成胸满,胁下之气乘虚上逆,所以感到抢心。这种病如果气不太虚,应当用枳实薤白桂枝汤降痰浊,以通阳气。如果阳气极虚,应以人参汤扶阳气以化痰浊。

❶ 升:邓本作斤。

【按语】本节是胸痹而兼心痞胸满的治法。要知胸痹的特征是"胸痹而痛"。"胸满""胁下逆抢心"和"心中痞"是胸痹的兼症,所以指出两个方剂,示人应根据不同情况灵活运用。

枳实薤白桂枝汤方

枳实四枚　厚朴四两　薤白半斤　桂枝一两　瓜蒌实一枚(捣)

上五味,以水五升,先煮枳实、厚朴取二升,去滓,内诸药,煮数沸,分温三服。

【方解】枳实、厚朴能散气行气,以泄其痞满,降其抢逆。桂枝以扶阳化气,使结滞之气得以运行。三味佐瓜蒌、薤白以疗胸痹之"胸满逆抢心"的严重病变,含有"急则治其标"的意义。

人参汤方

人参三两　甘草三两　干姜三两　白术三两

上四味,以水八升,煮取三升,温服一升,日三服。

【方解】本方就是理中汤,主治中气不足的胸痹。因中气充足,气机运行,则痞气自散,虚满自除。故用人参、白术以益脾,甘草、干姜以温胃,使脾胃阳气充沛,上焦之气开发,痞气自除。

【第六节】　胸痹,胸中气塞,短气,茯苓杏仁甘草汤主之,橘枳姜汤亦主之。

【语释】胸痹病感觉胸中痞塞不通或短气的,这是由于胸中阳气衰微,气机滞而不行,就感到气塞,因阳虚而水停心下,阻碍气机,就感到短气。若水停短气的,应用茯苓杏仁甘草汤主治,以行其水;若气机痹闭而感到气塞的,应用橘枳生姜汤主治,以行其气。

【按语】此节是胸痹而兼气塞短气的治法。胸痹是阳微气滞,气滞则水停,水迫于肺则使人短气,故治短气当以行水为主(久病气短等,与此不同)。气滞而尚未成水,则使人痞塞,故治气塞当以行气为主,并提二方,使人在临床上斟酌情形,灵活施治。

本节病势较轻,故不用瓜蒌、薤白等专治胸痹,而只行水开结,即可治愈。

茯苓杏仁甘草汤方

茯苓三两　杏仁五十个　甘草一两

上三味,以水一斗,煮取五升,温服一升,日三服;不差,更服❶。

【方解】本方以茯苓行水为君,杏仁清利肺气,甘草温补中气,肺气利则能"通调水道,下输膀胱",中气足则健运有权,停水自行。二味都是佐茯苓以完成行水的作用,故治因水停而短气者有效。

橘枳姜汤方

橘皮一斤　枳实三两　生姜半斤

上三味,以水五升,煮取二升,分温再服

(《肘后》《千金》云:治胸痹,胸中愊愊如满,噎塞,习习如痒,咽中涩,燥唾沫)。

【方解】阳虚而气痹塞不行的,当用辛温药以通阳开结。橘皮、枳实、生姜于辛温通阳开结中,兼有下气的作用,故治气滞痞塞者有效。

【第七节】　胸痹缓急者,薏苡附子散主之。

【语释】胸痹病,其疼痛有时轻缓,有时迫急,这是阳气衰而内有寒湿的缘故,当寒湿之邪上凌时,则病发作而痛急,其寒湿之邪不动时,则阳气渐伸而疼缓,应用薏苡附子散主治,以祛其寒湿。

【按语】这是胸痹而兼寒湿的治法。所谓缓急是胸痹痛的间歇现象,因寒湿都属于"六气"之一。"气"是游走无定的,不同于痰饮之停蓄不动,故有时上冲而痛急,有时下降而痛缓。于此可以看出"缓急"是本病的特征,用薏米附子散则着重治其寒湿上冲。

薏苡附子散方

薏苡仁十五两　大附子十枚(炮)

上二味,杵为散,服方寸匕,日三服。

【方解】薏苡仁除湿痹下气,大附子散寒开痹,故治胸痹而兼有寒湿者有效。

【李批】"缓急"即拘挛,其病在筋,《神农本草经》常用此词。

《本草纲目》薏米下引此条,作"周痹缓急",下有"偏者"二字,不知所本。

(整理者按:本条在《本草纲目》附方中,本义乃是薏米主治周痹缓急而偏者。)

❶　不差更服:邓本原作小字。

【第八节】 心中痞,诸逆心悬痛,桂枝生姜枳实汤主之。

【语释】胸中阳气不能运布而感觉胸中痞塞,同时痰饮客邪又乘虚上逆,使心部感觉悬空而痛,应用桂枝生姜枳实汤主治,以扶阳行气而降诸逆,则心部的悬痛自止。

【按语】本节是胸痹症之较轻者,枳实、生姜能治气塞,"心中痞"为气塞之轻者,故去橘皮加桂枝而减轻其剂量,是重在化阳行气,与橘皮枳实生姜汤重在开结者不同。

桂枝生姜枳实汤方

桂枝　生姜各三两　枳实五枚

上三味,以水六升,煮取三升,分温三服。

【方解】气痞为虚痞。方中桂枝、生姜以助阳行气;枳实以降其逆气。其总的作用是宣散的效力大,开结的效力小,故可用于"心中痞"病。

【第九节】 心痛彻背,背痛彻心,乌头赤石脂丸主之。

【语释】心痛彻背,背痛彻心,疼痛很剧烈,这是寒邪上冲的征象,应用乌头赤石脂丸主治,以逐寒镇痛。

【按语】本节是心痛剧烈的驱寒镇痛法,不论因于胸痹或不因于胸痹,都可应用。

由于疼痛剧烈,而知其阴寒邪甚,故用乌、附、姜、椒大辛大热之品,以助阳散寒。

乌头赤石脂丸方❶

乌头一分(炮)　赤石脂一两(一法二分)　干姜一两(一法一分)

附子半两(炮,一法一分)　蜀椒一两(一法二分)

上五味,末之,蜜丸如桐❷子大,先食服一丸,日三服,不知,少加服❸。

【方解】本方用乌头散寒镇痛;附子、干姜回阳散寒;蜀椒下气以开其郁;又恐过于开散,故佐赤石脂以固涩收敛,而不使阳气散越。

---

❶ 乌头赤石脂丸方:邓本作赤石脂丸方。

❷ 桐:邓本作梧。

❸ 不知少加服:邓本原作小字,少作稍。

附方

九痛①丸

治九种心痛。

附子三两(炮)　生狼牙一两(炙香)　巴豆一两(去皮心,熬研如脂)　人参　干姜　吴茱萸各一两

上六味,末之,炼蜜丸,如桐❶子大,酒下,强人初服三丸,日三服,弱者二丸。

兼治卒中恶,腹胀痛,口不能言,又主治连年积冷、流注、心胸痛、并冷冲上气、落马坠车血疾等。忌口如常法。

注:"狼牙"《千金方》《外台》俱作"狼毒",狼毒能破积聚、饮食、寒热、水气、杀虫,应用狼毒为宜,疑是传抄之误。

【李批】古牙字与毒字相似,故生狼牙疑是生狼毒。

【词解】①九痛:即虫痛、注心痛、风心痛、悸心痛、食心痛、饮心痛、冷心痛、热心痛、去来心痛。虽分为九种,实际上不外结聚痰饮、瘀血、虫注、寒冷邪气等。本方具有杀虫、破积、散寒、除痰的功效,故能治由于上述原因所形成的心痛。

结　语

本篇首先指出胸痹心痛短气的原因和脉象,为本篇的提纲。以下八节都是从"阳虚"发展而来。

篇中着重阐明了胸痹证治。在心痛方面,仅提出乌头赤石脂丸一方,又仅限于寒性心痛,证治不够全面,应再从后世著作中继续研究。

胸痹病的形成,虽是由于阳虚,但由于人的体质不同,感邪的轻重不同,所表现的症状也不一致,因而在篇中提出了多种治疗方法。如寒盛而兼有痰,则用瓜蒌薤白白酒汤、瓜蒌薤白半夏汤;若寒盛而气痞结的,则用枳实薤白桂枝汤、枳实薤白生姜汤;水气盛的,则用茯苓杏仁甘草汤;纯属于虚的,则用人参汤;寒而兼湿的,则用薏米附子散;寒盛而疼痛剧烈的,则用乌头赤石脂丸。总之,要"审症处方",以适合病情为主。

❶ 桐:邓本作梧。

腹满寒疝宿食病脉证治第十

论一首　脉证十六条　方十四首

腹满、寒疝和宿食三病,虽然有些相似,其实是原因不同各有特征的。

腹满是腹部胀满的统称,既有寒热虚实的不同病机,又有痛与不痛的不同症状。寒疝属寒,必有疼痛的症状,攻冲胀满,部位不定;宿食属于停滞,或满或痛,必然拒按。从此看出,仲景把它们列入一篇的目的,并不在于同类并举,而是为了旁参互证便于诊断。

【第一节】　趺阳脉微弦,法当腹满,不满者必便难,两胠疼痛,此虚寒从下上也,当以温药服之。

【语释】趺阳为脾胃之脉,若见微而且弦,按诊法说是肝木侵侮脾土,应当腹部胀满,假若不胀满,这是阴气不结聚于腹而上攻的现象,必有两胁疼痛的感觉。由于邪气上冲,所以大便难。这是阴寒从下上犯的缘故,应用温药治疗。

【按语】寒入太阴则腹满,肝气上逆则两胁疼痛,运化失常则大便难下,这都是由于脾气受制所造成的,所以本节首先提出"趺阳脉微弦"来指明腹满、胁痛和便难的病原所在。

附

"两胠疼痛,此虚寒从下上也"

作者认为,"两胠疼痛"应当是"两脚疼痛","此虚寒从下上也"应当是"此虚寒从上向下也"。作者引证了《外台秘要》、马王堆出土帛书,以及《灵枢·经脉》《素问·大奇论》《诸病源候论》《太素·五脏脉诊》《素问·脏气法时论》《汉书·高五王传》(颜师古注)、《韩非子·难言》《玉篇》《广雅》《急就篇》等等大量文献,反复考证,认为"胠"与"脚"古字常混用,因而结论是:"胠"当作"脚"。既然"胠"当作"脚",那么"从下上也"就自然应当是"从上向下"了。

我认为,这样的推理,仍然是不可靠的。因为"胠"虽然可以与"脚"通用,但不能据此就确定本文的"胻",也应当是"脚"。究竟应当是"胻"? 是"脚"?还需要和本节的病理内容结合起来,才能得出正确的结论。

我们看看本节"腹满"和"不满者必便难"二者的病理、病机是怎样的,再确定应当是"胻"痛还是"脚痛"吧! 本节首先提出"趺阳脉微弦,法当腹满"。趺阳诊脾胃,弦脉主寒主急,弦脉见于趺阳,则脏寒生满病,所以"法当腹满"。但是"法当"并不意味着"必当",有的人却"不满者必便难"。"便难"是怎样一种病机呢? 《素问·骨空论》讲督脉为病中有"此生病,从少腹上冲心而痛,不得前后,为冲疝"。《史记·仓公传》说:"齐郎中令循病,众医皆以蹶入中而刺之,臣意诊之曰,涌疝也,令人不得前后溲。"

"不得前后"或"不得前后溲"就是"便难"。可见"便难"是"冲疝、涌疝"的见症。丹波元简认为:厥疝、涌疝,和后世的奔豚、疝气相同。又,《素问·五脏生成篇》中有这样一段话:"青脉之至也,长而左右弹,有积在心下支胠,名曰肝痹,得之寒湿,与疝同法。""青脉"就是弦脉,这样的脉象,反映出"有积在心下支胠",既然"支胠",就会"两胻疼痛",治疗时当"与疝同法"。

《素问·脏气法时论》又云:"腹满膜胀,支鬲胠胁,下厥上冒,过在足太阴、阳明。"足太阴阳明就是脾与胃。细想这段的意思是:脾虚受寒,法当腹满膜胀,若出现"支鬲胠胁",这是下厥上冒。"下厥上冒",实际就是虚寒从下上。其总的病因是"过在足太阴阳明"有寒积。足太阴阳明有寒积,趺阳脉岂能不微弦?

以上《素问》这两段,与"趺阳脉微弦,法当腹满,不满者,必便难,两胻疼痛,此虚寒从下上也"除了文字不同外,其内容真是若合符节,基本没有不同之处。可见本节是以"趺阳脉微弦"来说明寒邪内干,可能出现腹满或寒疝两种不同的证候,腹满和寒疝实际也是一种病的两种不同反应,这也就是张仲景为什么要把腹满、寒疝、宿食合成一篇的原因。如果不了解这一点,抽掉了腹满和寒疝的内在联系,又改"胻"为"脚",改"下上"为"上下",是不恰当的。

作者还引用了《诸病源候论·大便难诸候·大便难候》"不满者,必大便难而脚痛,此虚寒从上向下也"来证明"下上"当是"上下"。这样的引证也有问题。因为《诸病源候论》的这段资料是来自《金匮要略》的,我们可以用《诸病源候论》去否定《金匮要略》,同样也就可以用《金匮要略》去否定《诸病源候论》。

作者最后引用了《素问·脏气法时论》一段"脾病者,身重、善(《甲乙经》此下有'饥'字)、肌肉痿、足不收、行善瘛、脚下痛"来证明"胻痛"当是"脚痛"。这里之所谓"脚",诚如作者考据的那样,是指整个下肢。但这里的下肢痛,不是虚寒从上向下,而是脾不输精,致使肌肉萎缩,它和虚寒的从上下,是不相关的。

(读"《金匮要略》析疑三则"与李今庸同志商榷)

【第二节】 病者腹满,按之不痛为虚,痛❶者为实,可下之,舌黄未下者,下之黄自去。

【语释】患者腹部胀满,没有压痛的是虚胀,如有压痛则属于有形的结聚,可以用下法。舌黄的为实热上熏,如果尚未用过泻药,可用泻剂导其热邪下行,黄苔自然退去。

【按语】此节与下节是腹满的诊断。以按之痛与不痛来分辨腹满证的虚实,以察舌色测知邪之寒热和深浅,更以曾否用过下药来确定治疗措施,这是一种细致的诊疗方法。上节说"当温",本节说"可下之",这又是虚实对照,示人要"辨证论治"。

【第三节】 腹满时减,复如故,此为寒,当与温药。

【语释】腹部胀满,有时减轻些,但过一会仍旧胀起来,这是因寒而胀的,当用温热药。

【按语】此节是以腹满之减与不减来分别寒热。因寒属阴邪,得阳则开,所以腹满也随之而减;得阴则合,所以满又如故。上节是辨虚实,此节是辨寒热,可互相对照。

【第四节】 病者痿黄,躁而不渴,胸中寒实而利不止者,死。

【语释】病人肤色萎黄,口虽干燥而不渴。这是寒实结于胸膈的缘故,如再兼下利不止,这是脾土已败,脏气下脱,那就是死证了。

【按语】这是举出脾土败绝,寒实凝结的死证,与以上三节腹满症来作对比。寒者可温,而实者可下,今则寒实并见,又加脾土败绝,脏气下脱,虽有温下之法,也无济于事,所以断其必死。

注:本节《脉经》列于"呕吐下利篇"中,"胸中"作"胃中","躁"字,后世注家,多认为是"燥"字之误。

【第五节】 寸口脉弦者,即胁下拘急而痛,其人啬啬恶寒也。

---

❶ 痛:邓本作实。

【语释】在寸口见弦脉,是肝气上乘于肺的现象,肝气横逆则两胁拘急而痛,上侮肺金,则连及皮毛而有啬啬怕冷的表现。

【按语】本节寸口脉弦与首节趺阳脉弦,都是肝气过盛的表现。首节是侵侮脾土,所以腹满,此是侵侮肺金,所以啬啬恶寒。统属于肝气横逆,所以都有胁胀疼痛的症状。

【第六节】 夫中寒①家喜欠,其人清涕出,发热色和者,善嚏。

【词解】①中寒:"中"字作内字解。中寒,就是里有寒的意思。

【语释】凡寒盛于内而中气不足的人,常常呵欠。假若其人有清涕出,发热而面色冲和的,是寒束于外,阳盛于内,两相搏击,便容易打喷嚏。

【第七节】 中寒,其人下利,以里虚也,欲嚏不能,此人肚中寒一云痛。

【语释】里有寒的人大便溏泄,是由于里阳太虚了。想打喷嚏又打不出来,这是属于寒在腹中的主症。

【按语】以上两节,以"喜欠""善嚏"和"欲嚏不能",来说明寒邪之在表在里,和正气之虚与不虚。"喜欠"正气不足,感到疲倦;"善嚏"是风寒外束而正气不衰;"欲嚏不能"是阴寒内盛,正气欲出无力。

【第八节】 夫瘦人,绕脐痛,必有风冷,谷气不行。而反下之,其气必冲;不冲者,心下则痞也。

【语释】凡瘦人绕脐部位疼痛的,必定是受了风寒。因而谷气留滞不行,理应用温药调和脾气以助其行。反误认为实证而用泻药下之,正气即虚,寒邪必乘虚上冲,若不上冲的,便成为心下痞。

【按语】绕脐痛一症,有"风冷"与"有燥屎"的分别。提出"瘦人"二字,说明其脏气素虚,虽大便不行,也多因"风冷"所致,应温运而不应攻下。"有燥屎"的绕脐痛,必然拒按,舌苔燥黄;"风冷"的绕脐痛,必然喜按,舌苔滑白。在虚实上是有分别的。至于气上冲和心下痞的病理,与《伤寒论》15 条、131 条相同,可互相参阅。

【第九节】 病腹满,发热十日,脉浮而数,饮食如故,厚朴七物汤主之。

【语释】病人腹部胀满,发热已到十天,脉浮兼数,饮食如常的,当用厚朴七物汤主治。

【按语】此为有表里兼症的患者出其方治。"脉浮发热"是表证未罢,"腹满脉数"是有胃热。此方虽是表里兼治,但以里证为重点。所以用小承气汤和里为主,配合以桂、甘、姜、枣以解其表,这就是《内经》所说"先热而后生中满者,治其标"的意思。

厚朴七物汤方

厚朴半斤　甘草三两　大黄三两　桂枝二两　枳实五枚　生姜五两　大枣十枚

上七味,以水一斗,煮取四升,温服八合,日三服。呕者加半夏五合;下利去大黄;寒多者,加生姜至半斤。

【方解】此方与桂枝加大黄相比,枳实多而无芍药,证明这是以开泄壅滞为主。因腹满而不痛,所以不用芍药。

【第十节】　腹中寒气,雷鸣切痛,胸胁逆满,呕吐,附子粳米汤主之。

【语释】因腹内有寒气,攻冲作响和疼痛迫切,并有逆气上攻胸胁,因而胀满呕吐的,用附子粳米汤主治。

【按语】这是提出寒邪在中的治疗方法。所有症状,都是寒邪形成的病患,《素问·举痛论》说:"寒气客于肠胃,故痛而呕也",《灵枢·五邪篇》说:"邪在脾胃,阳气不足,阴气有余,则寒中肠鸣腹痛",可与此节互相参证。

附子粳米汤方

附子一枚(炮)　半夏半升　甘草一两　大枣十枚　粳米半升

上五味,以水八升,煮米熟汤成,去滓,温服一升,日三服。

【方解】附子辛热回阳,阳回而寒气自去;半夏降逆散满,满散逆降而呕吐自止;粳米养胃安脾,配合大枣、甘草以健补中气,所以能治腹中虚寒的肠鸣腹痛等症。

【第十一节】　痛而闭者,厚朴三物汤主之。

【语释】腹痛而大便闭结的,病属实热,应用厚朴三物汤主治。

【按语】本节与上节对比,上节属寒动于中,本节是气滞内闭,两相对照,虚实自明。与中寒腹满前后并列,使人易于鉴别。

厚朴三物汤方

厚朴八两　大黄四两　枳实五枚

上三味,以水一斗二升,先煮二味,取五升,内大黄,煮取三升,温服❶一升,以利为度。

【方解】此方与小承气汤药味相同,但承气是荡实为主,所以重用大黄;三物是以行气为主,所以重用枳、朴。气行便通,热邪也随之而清。

【第十二节】　按之心下满痛者,此为实也,当下之,宜大柴胡汤。

【语释】以手按心下,觉胀满作痛的,是有结聚的实性病变,应用大柴胡汤主治。

【按语】腹部满痛,当用承气厚朴三物汤等,兼有表证,当用厚朴七物汤。而本病主用大柴胡汤,必然是上腹连及两胁胀满作痛。因为大柴胡汤是以少阳阳明合病为主,与单在阳明的里实证,有所差别。可参阅《伤寒论》136条。

大柴胡汤方

柴胡半斤　黄芩三两　芍药三两　半夏半升(洗)　枳实四枚(炙)

大黄二两　大枣十二枚　生姜五两

上八味,以水一斗二升,煮取六升,去滓,再煎,温服一升,日三服。

【方解】此方治由少阳经迫及阳明腑的心下满痛证。柴胡、黄芩、芍药清解少阳之经;枳实,大黄清泄阳明之腑;半夏、生姜、大枣降逆和中,合为解热去实,且又调理中气的通下剂。

【第十三节】　腹满不减,减不足言,当须下之,宜大承气汤。

【语释】腹部胀满得厉害,没有减轻的时候,就是减一点也感觉不出轻来,这是大实热证,应用大承气汤下之。

【按语】本节与第三节遥遥相对,第三节是"腹满时减,复如故",应用温药;本节是"腹满不减,减不足言",应用下法。一温一下,虚实不同。《伤寒论》255条,与此略同,可以参阅。

大承气汤方

大黄四两(酒洗)　厚朴半斤(去皮炙)　枳实五枚(炙)　芒硝三合

---

❶ 服:邓本作分。

上四味,以水一斗,先煮二物,取五升,去渣,内大黄,煮取二升,内芒硝,更上火微一二沸,分温再服,得下,余勿服。

【方解】本方以大黄推陈致新,破除瘀滞;而重厚朴以行气,因气行则瘀滞乃行;芒硝软坚,佐大黄以荡除结滞,枳实行气,佐厚朴以行气滞,合之为催泻竣剂。

【李批】此节详《伤寒论》中,当是燥屎下后,腹满不减,或减不足言,仍当下之,宜大承气汤。

【第十四节】 心胸中大寒痛,呕不能饮食,腹中寒,上冲皮起,出见有头足,上下痛而不可触近,大建中汤主之。

【语释】腹内寒邪很重,自腹上连心胸部都有剧痛,呕吐不能吃东西。这都是中焦阳气不足的缘故。所以寒邪横逆,上下攻冲作痛,并有头尾可见的块状物,能把肚皮撑起来,不敢触近,应用大建中汤主治。

【按语】本节与上节对比,一属实热,一属虚寒。"上冲皮起"和"上下痛不可近"是阴寒充斥,上下攻冲的表现。与"腹痛拒按"的痛有定处,截然不同,故用温补中焦阳气的大建中汤主治。

大建中汤方

蜀椒二合(炒去汗) 干姜四两 人参二两

上三味,以水四升,煮取二升,去滓,内胶饴一升,微火煎取一升半,分温再服。如一炊顷,可饮粥二升,后更服,当一日食糜,温服之。

【方解】人参干姜散寒补虚,蜀椒则温中下气,更佐以味甘性缓的饴糖,以成其奠安中土、扶阳镇寒的作用。

【第十五节】 胁下偏痛,发热,其脉紧弦,此寒也,以温药下之,宜大黄附子汤。

【语释】偏在胁肋处疼痛发热,脉象紧而且弦,是寒邪凝聚在少阳的部位,应以大黄附子汤温下兼用。

【按语】这是对寒气留着病,所采取的温下并行法。一般寒证可温不可下,实证可下不可温,今则寒实并见,所以应当温下并施。仲景在列举了许多温补通下法后,又举此一例,正是教人用药要以病情为转移,不可拘泥。

大黄附子汤方

大黄三两 附子三枚(炮) 细辛二两

上三味,以水五升,煮取二升,分温三服。若强人煮取二升半,分温三服。服后如人行四五里,进一服。

【方解】附子辛热祛寒,大黄泄下祛着,细辛有散寒开结止痛的作用,合为寒凝作痛的对症方剂。

【第十六节】 寒气厥逆,赤丸主之。

【语释】寒痰郁闭,心阳不能外达,因而出现了四肢厥冷的症状,应用赤丸主治。

【按语】《医宗金鉴》认为本节必有脱简,各注家在看法上也不一致。我们根据方药的作用,作出以上解释。

赤丸方

茯苓四两 半夏四两(洗,一方用桂❶) 乌头二两(炮) 细辛一两

上四味,末之,内真朱为色,炼蜜丸如麻子大,先食酒饮下三丸,日再,夜一服,不知,稍增之,以知为度。

附

对于"寒气厥逆"与赤丸的分析

"寒气厥逆,赤丸主之",见于"腹满寒疝宿食病脉证治第十"。病理是"寒气",症状是"厥逆",过于简单,赤丸方临床又不常用,所以注家对本条多抱怀疑态度,《医宗金鉴》也认为必有脱简。忆余36年前初临床时,曾遇一病人,男性,年四旬余,自述胸中及鸠尾部结塞满闷,坐卧不安,两手冰冷,直至肘部,脉搏弦迟,搏指有力,自称是饮冷烧酒后得病。余当时经验缺乏,未与处方,经他医诊治亦无效,终于死去。后阅《金匮要略》至本条,恍悟上述病人,就是"寒气厥逆",赤丸应当有效。因为"寒气"在古代医籍中,是指寒痰水饮,凉酒结于胸中,也属寒饮之类。弦主饮,迟主寒,搏指有力,即为寒实结胸。胸阳被遏,所以肢冷。赤丸方中,茯苓、半夏治心下结痛,膈中痰水;乌头味辛大热,《本经》称其"破积聚寒热",《别录》称其"消胸中痰冷";细辛辛温散结,《别录》称其"破痰利水道,开胸中结滞"。四味合用,消痰开结之力更大。加真朱(即朱砂)为丸,散结之中,寓有安神之意。用酒送服,是加强药物运化之力。所以应当是本

❶ 桂:邓本作佳。形误也。

症最理想的对症之方。可惜当时未予试用,致使此方至今缺乏实践证明。

寒气厥逆之证,在《伤寒论·厥阴篇》中也有一条,其文是"病人手足厥冷,脉乍紧者,邪结在胸中,心下满而烦,饥而不能食者,病在胸中,须当吐之,宜瓜蒂散"。和本条相比,病理症状极为相似,不过"脉乍紧者",必有时还能乍不紧,说明邪气结而未固,可用吐法一涌而愈,而本条则痼结已甚,非大辛大温之品,不能取斩关夺门之效罢了。

（引——读《金匮要略》札记·李克绍）

【第十七节】　腹痛,脉弦而紧,弦则卫气不行,即恶寒;紧则不欲食,邪正相搏,即为寒疝。绕脐痛,若发则白汗①出,手足厥冷,其脉沉弦者,大乌头煎主之。

【词解】①白汗:当为"自汗"之误。

【语释】腹痛脉象弦而紧,弦实阳虚,阳虚卫气不能运行于外,所以怕冷;紧是寒脉,寒邪内侵而胃阳被困,所以不想吃东西。里外阳衰,寒邪与正气两相搏击而成为寒疝。寒疝病脐部的周围疼痛,若发作剧烈时,则阴邪过胜,虚阴被迫外越而为自汗。阳气不达四末,所以四肢厥冷。其脉表现沉弦的,是阴邪入里的现象,应用大乌头煎主治。

【按语】本节列举了寒疝的脉证并出其方治。寒疝是寒气搏结不散的一种病变,在发作时腹部高突不平而为疼痛,所以寒疝的命名包括病因和症状两方面的意义。

大乌头煎方

乌头大者五枚(熬去皮,不㕮咀)

上以水三升,煮取一升,去滓,内蜜二升,煎令水气尽,取二升,强人服七合,弱人服五合,不差,明日更服,不可日再服。

【方解】乌头大热大毒,破积聚寒热,治脐间痛不可俛仰,所以用它治疗绕脐痛的寒疝病。单用则驱散阴邪的力大。蜜能缓解药毒,故用以为佐。

【李批】白汗当即魄汗。丹波元坚云:"魄白古通"。《礼记·内则》:"白膜作魄膜。"《淮南子·修务训》曰:"奉一爵酒,不知于色,絜一石之尊,则白汗交流。"《战国策·楚策》:"夫骥之齿至矣,服盐车而上大行,蹄申膝折,尾湛胕溃,漉汁洒地,白汗交流。"鲍彪注曰:"白汗,不缘暑而汗也。"按此可见,白汗即自汗之意,非自字之误也。

【第十八节】 寒疝，腹中痛及胁痛，里急者，当归生姜羊肉汤主之。

【语释】寒疝病，不论是腹中疼痛或是两胁痛，只要有拘急感觉的，便是血虚有寒。因血虚不能荣养，则腹中拘急，应以养血散寒的当归生姜羊肉汤主治。

【按语】同为寒疝，上节是阴寒内结，必须驱寒以散结；本节是血虚有寒，必须养正以祛寒，病情各异，治法也不同，临床时应细心分析。

当归生姜羊肉汤方

当归三两　生姜五两　羊肉一斤

上三味，以水八升，煮取三升，温服七合，日三服。若寒多者，加生姜成一斤；痛多而呕者，加橘皮二两、白术一两。加生姜者，亦加水五升，煮取三升二合服之。

【方解】当归、生姜温血散寒，羊肉补虚益血，合为补血养正，温暖下元的方剂。寇宗奭曾治一妇人，产当寒月，寒气入产门，脐腹以下胀满，手不敢犯，断为寒疝。用仲景羊肉汤（即本方），二剂遂愈。

【李批】本方以血虚为主，寒并不重，与乌附诸方之寒重者不同，观寒多者只加生姜（方后注）可知。

拘急一症，属阴虚血少者甚多，所以在本条是诊断的特点。如虚劳里急用小建中汤、黄芪建中汤；产后苦少腹里急，掣痛引腰背用《千金》内补当归建中汤；伤寒阳脉涩阴脉弦，法当腹中急痛，服小柴胡汤不瘥，予小建中汤；本条里急则用当归生姜羊肉汤，或用饴糖或用当归羊肉，总以补血为治。此外，四肢拘急由于亡阳脱液者，用桂枝加附子汤；大汗出，又下利，内拘急者，用四逆汤，也是回阳救液；理中丸治霍乱吐利亡血腹痛加人参，脚挛急用甘草芍药附子汤，其用参、芍也是救液。当然，拘急也有热证，但拘急之由于热证者，其热证必甚明显；非若寒邪之收引，有时寒证较轻，不甚清楚也。

【第十九节】 寒疝，腹中痛，逆冷，手足不仁，若身疼痛，灸刺诸药不能治，抵当乌头桂枝汤主之。

注：《千金》无"抵当"二字。

【语释】内外合邪的寒疝病，寒盛于内，则腹痛、四肢逆冷，甚至手足不仁；寒盛于外，便身体疼痛。用火灸针刺和一般药剂不能治好的，可用乌头桂枝汤主治。

【按语】这是表里俱病的寒疝治法。大乌头煎能温里寒，当归生姜羊肉汤能温血驱寒，但都不能解除表邪，故用乌头煎合桂枝汤以表里兼治。

乌头桂枝汤方

乌头

上一味,以蜜二斤,煎减半,去滓,以桂枝汤五合解之,令❶得一升,后初服二合;不知,即服三合,又不知,复加至五❷合,其知者如醉状,得吐者为中病。

注:令得一升,原本无"令"字,据《金匮要略心典》本增。

桂枝汤方

桂枝三两(去皮)　芍药三两　甘草二两(炙)　生姜三两　大枣十二枚

上五味,剉,以水七升,微火煮取三升,去滓。

【方解】乌头煎能治里寒,以止腹痛;桂枝汤能解除身体疼痛的表证,合为通脏腑和荣卫的表里兼治方剂。所谓"如醉状",是药势运行凝寒将散时的反应,"得吐"是腹内冷结将去的反应。故有这些表现时为中病。

"以桂枝汤五合解之",是溶化的意思。"令得一升",是以乌头所煎的蜜五合,加桂枝汤五合,融合成为一升。

【按语】秦伯未说:"看到赤丸的内服法内,'不知稍增之,以知为度'。又乌头桂枝汤内'其知者如醉状',可知乌头虽为辛热药,能散寒温风冷,实则利用其麻醉作用。《金匮要略》另有乌头赤石脂丸,治心痛彻背,背痛彻心;乌头汤治历节疼痛不可屈伸,同样以镇痛为唯一的目的。"

曹颖甫曾亲自试服乌头汤,结果证明:有痰病的能使呕痰而愈,受寒而病下利的能使大泻而愈。这主要是乌头散寒的强烈作用。

【第二十节】　其脉数而紧,乃弦。状如弓弦,按之不移。脉数弦者,当下其寒。脉紧大而迟者,必心下坚。脉大而紧者,阳中有阴,可下之。

【语释】患者的脉数而兼紧,就是弦脉。其脉象像弓弦那样硬直,按之也没有变动。脉数兼弦,是邪盛脏寒,当用温下法以去其寒。如果脉紧大兼迟,这是寒邪结于胸膈,必然心下坚硬,如果脉大兼紧,这是具有阳病的表现而实有阴寒的病变,可用温下法治疗。

【按语】本节含有两种意义:

1. 以紧脉为主,反复说明寒疝腹满痛,总因寒邪为患,就是兼数,亦为阴凝

---

❶　令:邓本漫漶。

❷　五:邓本漫漶。

于阳;兼大,亦为阴盛格阳。

2.说明阴寒内阻,脏腑机能阻滞不行,不但当用温药,在痰食留滞,寒盛于内的情况下,即便实中夹有虚证,也当温下兼施。

附方❶

《外台》乌头汤

治寒疝腹中绞痛,贼风入攻,五脏拘急,不得转侧,发作有时,使人阴缩,手足厥逆(方见上)。

《外台》柴胡桂枝汤

治心腹卒中痛者。

柴胡四两　黄芩　人参　芍药　桂枝　生姜各一两半　甘草一两

半夏二合半　大枣六枚

上九味,以水六升,煮取三升,温服一升,日三服。

【方解】本方适用于外感性的胸腹两胁疼痛。小柴胡汤和解表里并治胁痛;合桂枝汤和营卫疏外邪,能健胃,止腹痛。

《外台》走马汤

治中恶、心痛、腹胀、大便不通。

巴豆二枚(去皮心,熬)　杏仁二枚

上二味,以绵缠,捶令碎,热汤二合,捻取白汁饮之,当下。老小量之,通治飞尸①、鬼击②病。

【词解】①飞尸:其病突然发作,迅速如飞,症状是心腹刺痛,气息喘急胀满,上冲心胸。

②鬼击:是不正之气,突袭人体,症状是胸胁腹内绞急切痛,或吐血、衄血、下血。

【方解】胸腹突然出现壅塞不通的症状,必须用峻烈攻结的巴豆急速开下。佐杏仁以利肺与大肠之气,使其或吐或下而壅滞得开。

【第二十一节】　问曰:人病有宿食,何以知❷之?师曰:寸口脉浮而大,按之反涩,尺中亦微而涩,故知有宿食,大承气汤主之。

注:《医宗金鉴》认为微而涩的"微"字,可作"大"字。

【语释】宿食病在脉象上怎样分辨呢?师说:寸口脉浮取大而有力,重压之

---

❶ 方:邓本脱文。
❷ 知:邓本作别。

反见涩象,尺部脉也大而兼涩,这是正气阻滞的现象,知其有宿食,应当用大承气汤主治。

【按语】《伤寒论》阳明篇有"脉反微涩者,里虚也,为难治,不可更与承气汤"的条文,很能证明《医宗金鉴》把"微"字改为"大"字是妥当的。否则不能用大承气汤。

【第二十二节】 脉数而滑者,实也❶,此有宿食,下之愈,宜大承气汤。

【语释】腹满痛,脉数而兼滑的为实证,这是有宿食,用下法可以治愈,以大承气汤为适宜。

【按语】同为宿食证,均用大承气汤。上节是涩脉,此节是"脉数而滑"。这是病程的演变,滑为实邪将成,将成时正气尚未阻滞,故脉滑;涩为实邪已成,已成后正气受到阻滞故脉涩。《伤寒论》阳明篇也有"脉滑而数者,有宿食也,当下之,宜大承气汤"一条,与此节相同,可以互相参照。

【第二十三节】 下利不欲食者,有宿食也,当❷下之,宜大承气汤。

【语释】大便泄泻,不愿吃东西,恶闻食臭,又不见其他虚症,这是有宿食内积,应当用下法,宜用大承气汤。

【按语】这是宿食不化所致的下利,诊断重点在"不欲食",与脾虚下泻和伤寒病入少阴的不欲食,均有不同,应当参考其他见症详细鉴别。以上三节皆论宿食,前二节论脉,此节论症,脉症合参,才能作出正确诊断。

大承气汤方

见前痉病中。

【李批】此不欲食,必兼膨闷胀饱、嗳腐食臭等症。

【第二十四节】 宿食在上脘,当吐之,宜瓜蒂散。

【语释】不消化的食物停留在上脘,应当采用吐法,宜用瓜蒂散。

【按语】宿食是饮食过量不能消化的积物,应当及时排除。在上者可吐,在下者可下,在中者可消,酌情而定。上节下利是宿食在中,已有下趋治势,所以

---

❶ 也:邓本漫漶。
❷ 当:邓本漫漶。

用下法;本节“宿食在上脘”,所以用吐法。但病人胃气素弱,应慎重施用以免伤其胃气。“当下之”“当吐之”的“当”字,都含有酌情的意义。这说明或吐或下,临床时必须斟酌情况,适当运用。

瓜蒂散方

瓜蒂一分(熬黄)　赤小豆一分(煮)

上二味,杵为散,以香豉七合煮取汁,和散一钱,温服之。不吐者,少加之,以快吐为度而止。亡血及虚者,不可吐之。

【方解】瓜蒂味苦,赤豆味酸,酸苦涌泄以去其实邪;香豉汁能调中下气,以和胃,在吐剂中用之保护胃气。不吐稍加,快吐即止,这是“适事为故”(《素问·至真要大论》)的用药原则。

【按语】“吐法”收效最快,在古代与“汗”“下”共为治疗三法。

【第二十五节】　脉紧,如转索①无常者,有宿食也。

【词解】①转索:形容脉象如用手搓绳,疏密不匀的样子。

【语释】脉紧为受寒,若乍紧乍滑如同转索无定的是宿食阻碍中气,脉道因而不利,所以断为宿食病。

【按语】本节以“转索无常”为特征,从类似中分辨出宿食的脉象,极为细致。

【第二十六节】　脉紧,头痛风寒,腹中有宿食不化也。一云寸口脉紧。

【语释】脉象紧,头痛像受风寒,这是有宿食不能消化,滞气上攻的缘故。

【按语】本节是宿食和外感的分别。脉紧和头痛,虽为风寒宿食所共有的脉症,但在风寒是脉浮而紧,且有身痛;宿食是沉而紧,身体不痛,却有中脘满闷或腹部胀痛等症。二者自有差别。

结　语

本篇除把三种类似的疾患按其特征加以论述外,并对同一疾患辨明虚实寒热提出不同的治法。

“腹满”一症:原有太阴和阳明之分别。本论把实证、热证和可下之证归于阳明;虚证、寒证和可温之证归于太阴。这与《伤寒论》的分类方法是一样的。从方剂的运用上看,腹满兼表的用厚朴七物汤,胀和滞都重的用大承气汤,属于寒凝的用附子粳米汤,里虚寒重的用大建中汤,里寒挟滞的用大黄附子汤,寒气厥逆的用赤丸方。在治疗原则上,寒虚之证,宜温不宜下;热实之证,宜下不宜温;但又有温下兼施的,如大黄附子汤。表里同病,法当先解表后攻里,但又有表里双解的,如厚朴七物汤。总之,随症施治,错综变化,为后人指出了灵活的治疗法则。

寒疝是由寒而得。它的主症是"腹中满痛",它的特征是"上冲皮起",出现有头足。随着疼痛所引起的兼症是呕吐、汗出、手足厥冷等。因而寒邪内结腹中剧痛的,用大乌头煎;表里兼剧的,用乌头桂枝汤;寒而兼虚的,用当归生姜羊肉汤。脉症既异,治法也有不同,总是以温中散寒镇痛为主,而镇痛又以乌头为主药。说明寒疝与一般的腹痛病不能混同治疗。

宿食的意思是食后经宿不消,使人腹胀痞闷,嗳腐食臭不能排泄。仲景指出两种治法,"在上者当吐""在下者当下",总不外于因势利导的原则。虽未明显指出症状,但"病者腹满,按之痛者为实,可下之",又说"腹满不减,减不足言,当下之,宜大承气汤",这都是宿食应有的症状。读古人书,贵于"触类旁通",不仅"宿食"一病如此。

五脏风寒积聚病脉证并治第十一

论二首 脉证十七条 方二首

本篇以五脏风寒和积聚共为一篇。而文中只叙述了肺肝心脏的中风中寒,脾则只有中风而无中寒;肾则中风中寒皆无而有肾着。对风寒积聚诸证的论述,亦残缺不全。故历代注家,对本篇没有统一的解释,我们应领会其精神,不可单从字面上看问题。

【第一节】 肺中风者,口燥而喘,身运而重,冒而肿胀。

【语释】肺司清肃而主治节,肺受风邪的刺激,则失其清肃而治节不行,因而津液结聚则为口燥,气机壅遏则为喘满。由于风邪的鼓荡,身体有时眴动;由于气机阻遏,津液停蓄,身体感到笨重。水湿停蓄,则清气不能上行,故头目感到蒙蔽不清。水湿不能及时排泄,故身体肿胀。

【按语】古人认为"风为阳邪""善行数变",因而在理论上就把动的热性的病变属之于风。本篇中的各脏中风,都应当这样理解。本节是肺脏机能失调,水液停蓄,而又属于阳性(动的热性的)病变,故名肺中风。

【第二节】 肺中寒,吐浊涕。

【语释】肺脏若受到寒邪的刺激,则肺脏的津液不能通调四布,凝聚成痰,故使人吐浊涕。

【按语】古人对病机的认识,是寒则凝滞。津液凝滞则成痰涎,故以吐浊涕为肺中寒。同是肺脏机能失调,上节有"口燥而喘",此节只有"吐浊涕",是对比说明"风""寒"的不同症状。

【第三节】 肺死脏,浮之虚,按之弱如葱叶,下无根①者,死。

【词解】①下无根:有两种意义:一是指尺脉说的,一是指沉取说的。本节是指沉取不见的意思。

【语释】肺脉本浮,但应浮而舒缓有力,若肺脏气绝,则气不能外达,故脉浮取极虚,按之极弱如葱叶之諧然中空,沉取无有,这都是肺脏气绝的死脉。

【按语】《素问·平人气象论》说:"死肺脉来如物之浮,如风吹毛。"如"物之浮",就是"下无根",如"风吹毛",就是"虚之极"。因肺主气,脉搏的跳动是由于血液的循行,而血液的循行,又赖于气的推动。肺气垂绝,则无力鼓血循行,故出现极虚无根的脉象。

以上说明肺脏的风寒症状及肺脏气绝的脉象。

【第四节】 肝中风者,头目𥆧,两胁痛,行常伛,令人嗜甘。

【语释】肝属风木而主筋,肝受风扰,则风邪上窜而头目𥆧动。肝脉布于胁肋,风胜则筋急,故两胁痛而行常伛俯。肝被风扰则苦急而侮脾,甘味能缓急补脾,故令人喜食甘味。

【按语】肝主藏血,血虚不能濡养筋脉,则拘急掣动而形成肝中风病,也就是《内经》所说的"诸风掉眩,皆属于肝"的意思,所以古人有"治风先治血,血行风自灭"的说法。

【第五节】 肝中寒者,两臂不举,舌本燥,喜太息,胸中痛,不得转侧,食则吐而汗出也。《脉经》《千金方》云:时盗汗、咳,食已吐其汁。

【语释】肝主筋,受到寒邪的侵袭,则筋脉拘急,故两臂不举。肝脉循喉咙之后,肝寒则津液不能上承,故舌本燥;寒则肝气不舒,故喜太息;肝脉挟胃贯膈,寒则气滞,故胸痛不能转侧;肝气郁则侮脾,故食则吐而汗出。

【按语】寒性凝滞,故凡属于收缩抑郁性的病变,多以寒病名之,本节之"两臂不举""胸中痛""不得转侧"等,是经气收缩的现象,"喜太息"是气机抑郁的现象,而其发病部位,又是肝经通行之处,故为"肝中寒"。

【第六节】 肝死脏,浮之弱,按之如索不来,或曲如蛇行①者,死。

【词解】①曲如蛇行:是形容脉搏的屈曲不匀整,消沉无力。

【语释】肝气将绝,其脉浮取极弱,重按则紧张如绳索,但又见中止不能自来的代脉,或出现脉搏屈曲不匀整而消沉无力,这都是肝气不能接续的现象,所以为肝死脉。

【按语】《素问·平人气象论》说:"死肝脉来,急益劲如新张弓弦。"因肝脉本弦,弦甚则如绳索,更兼去而不能自还的代脉,是肝气中绝之象。浮之弱,与

《素问·玉机真脏论》所说："其气来不实而微,此谓不及"的意义相同,都是肝气不能外达之象,故为肝死脉。

【第七节】 肝着,其人常欲蹈其胸上,先未苦时,但欲饮热,旋复❶花汤主之。林亿等校注诸本旋复花汤方皆同❷。

【语释】患肝着病,其气血凝滞不行,所以患者常常喜欢有人踏其胸部,以通其气血。又因为气血得寒则凝,得热则行,所以在病未形成时,喜欢饮热水,以行其气血。这种病应用旋覆花汤主治。

【按语】这是从病人的好恶来观察疾病。肝性喜条达,今患者发病之前喜饮热水,发病后,欲人蹈其胸上,则是其气血之凝着可知,故为肝着病。

《医林改错》言曾治一妇人,常欲人足踏其胸,用通窍活血汤而愈。据所述症状与肝着相同。旋覆花汤是行气活血的方剂(旋覆花汤由旋覆花、葱、新绛三味组成,其中旋覆花下气散结,葱白行阳通痹,新绛入血而行瘀通络),和通窍活血汤的药效相同。由此可以悟出读古人书,要在明其义理。能知其意,则用其方可,不用其方亦可,故王氏用通窍活血汤同样能治好肝着病。

(整理者按:"《医林改错》言曾治一妇人,常欲人足踏其胸,用通窍活血汤而愈"。此句乃出自唐容川《金匮要略浅注补正》,观《医林改错》全书未见此例,只在血府逐瘀汤下有胸不任物例病症与此相似。)

【第八节】 心中风者,翕翕①发热,不能起,心中饥,食即呕吐。
【词解】①翕翕:是形容身有微汗而热邪外越的现象。
【语释】心主火而用热,风邪煽动则热势更盛,故翕翕发热。心为君主,君主病则百骸皆失其作用,故不能起。风热之邪壅逆于上,故心中虽然感觉饥饿,吃东西也要呕吐。

【第九节】 心中寒者,其人苦病心如啖①蒜状;剧者心痛彻背,背痛彻心,譬如蛊注;其脉浮者,自吐乃愈。
【词解】①啖:音啖,吞食的形容词,吞食蒜后,则心中有辣痛的感觉。
【语释】心脏受到寒邪的侵袭,发现病变时,因心气被抑而郁于内,有似痛

---

❶ 复:邓本作覆。
❷ 同:邓本作问,然本书作同字,而下无方,亦奇矣,恐为阙字之误也。

非痛似热非热,如同吃了大蒜一样的感觉。若病势剧烈,则气血阻滞而发现心痛彻背,背痛彻心的症状,如同虫蛀一样。若其脉搏浮的是病邪在上,若能呕吐则病邪随吐而出,故能自愈。

【第十节】 心伤者,其人劳倦,即头面赤而下重,心中痛而自烦,发热,当脐跳,其脉弦,此为心脏伤所致也。

【语释】心脏有所耗伤的人,每受到劳倦时,就虚阳上越而头面色赤,阳气衰于下而下重。因心气不足而血行沉滞,故心中痛而烦乱发热。心虚则肾气动,故当脐跳动。心脉本应滑利,今见弦象,则知为心脏受伤而失其冲和之气。

【第十一节】 心死脏,浮之实如麻豆,按之益躁疾者,死。

【语释】心脏气绝时,其脉搏浮取坚实如豆,按之益觉躁疾,这是心气衰绝,完全失其舒缓的气象,故为心死脉。

【第十二节】 邪哭使魂魄不安者,血气少也;血气少者属于心,心气虚者,其人则畏,合目欲眠,梦远行而精神离散,魂魄妄行。阴气衰者为癫,阳气衰者为狂。

【语释】病人悲伤哭泣,好像邪气凭依而使魂魄不能安静,这是血气少的缘故。因心藏神,血气少则神气失常而魂魄不安。又心主血,故血气少属之于心。心气虚的人,常常恐惧,合目想睡眠,但由于心气不足,魂魄不安,就梦行远路而精神离散,魂魄也不能安其所舍而妄行。这种病往往发展为癫狂。其阴气虚的,则邪气乘阴而发为癫疾;其阳气虚的,则邪气乘阳而发为狂病。

【按语】以上五节是说明心脏的病变。

心脏病变除中风、中寒、心死脏以外,又有心伤和邪哭魂魄不安等症。唐宗海说:“仲景此篇,原以五脏为总目,故肾着、脾约、心伤等症,皆论列之。”可知此篇并非专论五脏风寒,而是将某些疾病,分别纳入五脏来阐明的。故将心伤、邪哭、魂魄不安等病变,列入心脏节内而加以论述。

心本主血,今言“血气少者属于心”,这说明气的蒸化资赖于火。也就是说,必须心火下交于肾水,水火相交,才能蒸化为气,津液经心火变化为赤,才能成为血,因此血气生成之源,皆由于心,所以血气少皆属于心。

精神、魂魄、都是精神活动的一种生理名词,而神藏于心,所以精神失常的病变谓之心病。魂魄是佐神为用的,当神失所养而为病时,则魂魄亦随之动荡而不能安于所舍,所以心气虚则精神离散,魂魄妄行。

《难经》谓:"重阴则癫,重阳则狂",而本文说:"阴气衰者为癫,阳气衰者为狂",似与经意不符。然《难经》是以邪言,本论是以正言。以邪言,阴邪太盛则为癫,阳邪太盛则为狂;以正言,人体阴气不足则邪易入阴而为癫,阳气不足则邪易入阳而为狂。其实是一致的。

附

阴气衰者为癫,阳气衰者为狂

作者因为本文与《难经》"重阳者狂,重阴者癫"相矛盾,而且临床治疗狂,多用催吐、化痰、泻火、开郁、通窍、重镇、安神等法,这样的治法,只适用于"重阳""重阴"而不适用于"阳气衰""阴气衰"。虽然"用补法治癫狂也不乏其例,但这毕竟不是治疗癫狂的一般规律",所以旁征博引,硬把"衰"字说成"蓑"字,解为雨衣,取蓑草重叠之义,以求与《难经》的"重"字相符合。

这里应首先指出,作者为了将"衰"改"蓑",虽然下了那样大的功夫,但以"衰"训"重",仍是杜撰。其次,说补法不是治癫狂的一般规律,这并不能否定治癫狂可用补法。现举一医案如下。

"妇科郑青山,因治病不顺,沉思辄夜,兼受他医讽言,心甚怀愤。天明,病者霍然,愤喜交集,病家设酌酬之,而讽者已遁,愤无从伸,忽大叫发狂。同道诸名家,治之罔效。一日,目科王道来往候,索已服未服等方视之,一并毁弃,曰:此神不守舍之虚证,岂豁痰、理气、清火之药所能克效哉?遂觅上好人参二两,一味煎汤,服之顿安,三啜而病如失,更与归脾汤调理而定。"(《张氏医通》)

此外,如傅青主之化狂丹,治终年狂而不愈者,方中参、术各用至一两。《辨证录》治发癫久而不效的天半神丹,方用巴戟天三两。这样的医案不算少数,这都是重阳、重阴呢?还是阴气衰、阳气衰呢?

我们再看看"阴气衰""阳气衰",张仲景是在什么情况下提出来的,再确定是否需要改"衰"成"蓑"吧!

《金匮要略》原文云:"邪哭,使魂魄不安者,血气少也。血气少者属于心。心气虚者,其人则畏,合目欲眠,梦远行而精神离散,魂魄妄行。阴气衰者为癫,阳气衰者为狂。"

这一段的描写,实即现代的神经衰弱症。如果出现魂魄妄行,也就可能是精神分裂症。衰弱也罢，分裂也罢，其病理都是"血气少""心气虚"。由于血气少、心气虚，所以症状表现是"畏""欲眠""精神离散""魂魄妄行"。这就肯定不是"重阳""重阴"的实证。这种病情如果再进一步发展，就可能是癫，是狂。所以最后作出"阴气衰者为癫，阳气衰者为狂"来总结全文。这就可以清楚地看出，本节是着重阐明"阴气衰""阳气衰"在精神方面的病理反应。如果硬把"衰"字训为"重"字，这岂不是与全文脱节了吗？

作者还推理说：张仲景撰写《伤寒杂病论》，自称是撰用《素问》《九卷》《八十一难》的，因此，他只能对《难经》加以发展，而不会同它对立。也就是说，不会用阴气衰、阳气衰与《难经》的"重阳""重阴"相对立。但张仲景并没有说重阳不能致狂，重阴不能致癫，这怎能算对立？而且提出阳气衰也能为狂，阴气衰也能为癫，这不正是对《难经》加以发展吗？

我们再进一步把问题说到实处，"重阳""重阴"也不是指的病理，而是指的脉象。《难经·二十难》是在论脉的阴阳更相乘、更相伏，才提出"重阳者狂，重阴者癫"的，所以虞注解释这两句说："寸口曰阳，又今见阳脉三倍以上，故曰重阳……尺中曰阴，而尺脉重见阴，故曰重阴。"杨注曰："重阳者，阳气并于上也，谓关以前既浮滑而长，兼实强，复喘数，是谓重阳也。重阴者，谓尺中既沉短而又盛实，是谓重阴。"这可见"重阳""重阴"，实际是指的脉象。阳部见阳脉，阴部见阴脉，故谓之"重"脉象是病理的反应，所以用来解释癫狂的病理，是许可的。但若依此为准来否定其他原因所出现的癫狂，就是大错而特错。尤其在文字上做考据工作，哪怕一词一字，仅仅能在病理上讲得过去，这是不够的，还必须含义明确，不许有丝毫含糊。无论是主词，还是旁证材料，都应这样。试问在"血气少""心气虚"的情况下解"衰"为"重"，这究竟是"重"的什么呢？

（读"《金匮要略》析疑三则"与李今庸同志商榷）

【第十三节】 脾中风者，翕翕发热，形如醉人，腹中烦重，皮目瞤瞤而短气。

【语释】脾主肌肉，风邪伤脾，则扰及肌肉，故令人翕翕发热。脾又主四肢，脾病则四肢懈惰，故形如醉人而无力。脾气本湿，风邪侵之，则风湿相搏而腹中烦重。风邪鼓荡肌肉，故皮目瞤动。脾病而中气不足，故感觉短气。

【第十四节】 脾死脏,浮之大坚,按之如复❶杯,洁洁①状如摇者,死。臣忆等详五脏各有中风中寒,今脾只载中风,肾中风中寒俱,不载者,以古文简乱极多,去古既远,无文可以补缀也。

【词解】①洁洁:《千金》作絜絜,当提讲。形容脉搏不整饬,如提物摇摆不定的样子。

【语释】脾脏气绝时,其脉搏浮取大而坚实。按之如覆杯,中空无物。洁洁然如有动摇现象的,这是脾气垂绝完全失去和缓现象的脉搏,故为脾脏的死脉。

【第十五节】 趺阳脉浮而涩,浮则胃气强,涩则小便数,浮涩相搏,大便则坚,其脾为约,麻子仁丸主之。

【语释】趺阳是胃脉,脉搏浮而见涩。浮可以知其胃气强;涩可以知其小便数而津液耗损。浮涩互相搏结,是胃气强兼津液耗损。这样他的大便就要坚实。脾主为胃行其津液,胃强而津耗,就形成因津液缺乏而使大便秘结的脾约病,故应用麻子仁丸主治,以滋液润燥。

【按语】以上三节是说明脾脏的中风病和脾约病。

心脾中风都有翕翕发热。因为心主热,心中风则风邪鼓热外出而翕翕发热;脾主肌肉,脾中风则肌肉中的热力亦被风邪鼓荡而蒸发于外,故亦翕翕发热。其热同,其来路不同,故其他见症亦不同,此等处最宜深刻体会。

脾约病是由于津液枯燥所形成的便闭。文中"涩则小便数"一句,是因小便数津液耗损而出现的涩脉,不是出现涩脉而有小便数。因津液耗伤,所以大便虽秘结亦不能用承气,乃于小承气中加麻仁、杏仁、芍药以养阴润燥,泻下而不伤阴。可以看出仲景用药的灵活性。

麻子仁丸方

麻子仁二升　芍药半斤　枳实一❷斤　大黄一斤　厚朴一尺　杏仁一升

上六味,末之,炼蜜和丸梧子大,饮服十丸,日三服❸,渐加❹,以知为度。

【方解】《内经》云:"燥者濡之,结者攻之",本方用麻子仁、杏仁、芍药以润其燥,是"燥者濡之";用厚朴、枳实、大黄以开其结,是"结者攻之"。攻润并用,相辅相成,以达到润下的目的。

---

❶ 复:邓本作覆。
❷ 一:邓本枳实、厚朴、大黄、杏仁后均作乙。
❸ 服:邓本阙如。
❹ 渐加:邓本脱文。

【第十六节】　肾着之病，其人身体重，腰中冷，如坐水中，形如水状，反不渴，小便自利，饮食如故，病属下焦，身劳汗出，衣—作表里冷湿，久久得之，腰以下冷痛，腰重如带五千钱，甘姜苓术汤主之。

【语释】肾着病是冷湿之邪影响到肾的机能而出现的一种病变。肾为作强之官，机能萎废，则失去作强的作用而感到身体沉重，腰中发冷，如同坐在水中一样。形体微肿好像水气病，但水气病当津不上承而口渴，水液停蓄而小便不利，今反不渴而小便自利，证明不是水气病。饮食又如故，是病不在胃，故可知其病属下焦。其原因是在劳动时出汗，湿透衣服，衣里冷湿之气，侵袭肌肤，积之日久而形成病变。腰为肾之府，由于肾受影响，所以腰以下冷痛。冷湿之邪胜则阳气衰微，所以腹部沉重好像带着五千钱一样。这种病应当用甘姜苓术汤以温运脾土而散其寒湿。

甘草干姜茯苓白术汤方

甘草二两　白术二两　干姜四两　茯苓四两

上四味，以水五升，煮取三升，分温三服，腰中即温。

【方解】病虽名肾着而重在于湿，故方中以云苓、白术、甘草扶脾祛湿；只用干姜一味温中散寒，湿去则寒自除，所以本方重在治脾。

【第十七节】　肾死脏，浮之坚，按之乱如转丸，益下入尺中者，死。

【语释】肾为水脏，其脉当沉潜，若肾气将绝时，则其脉搏浮取坚硬，按之散乱好像转丸一样，这种脉搏，若伸展到尺部以下的部位，证明肾气衰竭而外越，故为肾脏死脉。

【按语】以上二节系论述肾脏的病变。

肾着本非肾脏本身疾病，因症状偏重在腰部，古人以腰为肾府，因而称为肾着。这是寒湿阻遏阳气不得运化的病变。在治疗上当以祛湿为主，湿去才能散寒，故甘姜苓术汤的作用，不在温肾散寒，而在于燠土逐湿。

《内经》说："脉弱以滑，是有胃气"，说明各脏之脉，都以舒缓匀整为正常脉象，但各脏在舒缓匀整中又各有不同的体象，如肺浮、肝弦、肾沉等。今肾脉浮之坚，则失其沉而舒缓的本象，乱如转丸，则失去匀整的现象，这是没有胃气的真脏脉。《素问·平人气象论》说的"死肾脉来，发如夺索，辟辟如弹石"，正可与此互相参看。

【第十八节】 问曰:三焦竭部,上焦竭善噫,何谓也? 师曰:上焦受中焦气未和,不能消谷,故能噫耳。下焦竭,即遗溺失便,其气不和,不能自禁制,不需治,久则愈。

【语释】问:三焦气竭而影响到它所主治的部位,如上焦气竭则使人善噫,不知是什么原因? 师说:中焦是消化水谷的,为三焦的资源,上焦受气于中焦,若中焦不和,则不能消化水谷,水谷之气郁蒸而不能发散,所以使人噫气。若下焦气竭则开阖无权,所以使人遗溺失便。这是由中焦之气不和,因而下焦不能自行禁制的缘故。不需治其下焦,待中焦之气和则自然痊愈。

【按语】《内经》说:"上焦开发,宣五谷味",又说"中焦亦并胃中……此所受气者,泌糟粕,蒸津液,化其精微,上注于肺脉,乃化而为血,以奉生身"。据此,可知上下二焦都是受气于中焦的。所以中焦失和,在上焦就失其开发作用而为噫气,在下焦就不能自行禁制而为遗溺失便。所谓不须治,当是不须治其上下焦,应调其中焦之气,因中焦之气调和,上下二焦机能恢复,则噫气、遗溺之病自愈。

【李批】嗳气者,即《内经》之所谓噫也,此实脾胃之气滞,起自中焦而出于上焦,故经曰:"上走心为噫也"。(景岳)

【第十九节】 师曰:热在上焦者,因咳为肺痿;热在中焦者,则为坚;热在下焦者,则尿血,亦令淋秘不通。大肠有寒者,多鹜溏;有热者,便肠垢。小肠有寒者,其人下重便血;有热者,必痔。

【语释】师说:热在于上焦,则蒸灼肺脏而咳嗽,久则津液被耗而成肺痿;热在于中焦,则灼烁胃液而使糟粕坚实;热在于下焦,迫及膀胱则为尿血,或为淋秘不通。大肠有寒,则消化力弱而为鹜溏;有热,则大便秽浊而为肠垢。小肠是分消水谷的,有寒则阴气结滞,故使人下重便血;有热则下注广肠而为痔。

【按语】上节是说三焦的虚证,此节是说三焦的热证。三焦,指躯腔上、中、下三部而言。上焦主气,故虚则为噫,热则为咳为肺痿;中焦主消化水谷,故虚则为消化不良,热则为痞满便坚;下焦主排泄糟粕,故虚则遗溺失便,热则为尿血或淋秘。从下焦又联系到大小肠的寒热病变,以便和五脏风寒互相对勘。

小肠寒热病变,虽随文解释,其理难知,有待今后考证。

【第二十节】 问曰:病有积,有聚,有䅽气,何谓也? 师曰:积者,脏病也,终不移;聚者,府病也,发作有时,展转痛移,为可治。

荣气者,胁下痛,按之则愈,复发为荣气。诸积大法,脉来细而附骨者,乃积也。寸口,积在胸中;微出寸口,积在喉中;关上,积在脐旁;上关上,积在心下;微下关,积在少腹;尺中,积在气冲。脉出左,积在左;脉出右,积在右;脉两出,积在中央,各以其部处之。

【语释】问:病有积、有聚、有荣气,怎样分别呢? 师说:积属于脏病,有一定的形状和部位,始终不移;聚是腑病,时聚时散,感受寒邪或情志刺激则发作,否则平息,故发作有时。在发作时,其疼痛辗转移动,比之脏病,根尚未深,故可治。荣气是伤于饮食,食滞则郁遏肝气而胁下痛,按之则气行而痛愈。若饮食不节而再伤于食,则又能复发荣气。凡一切积病的诊断方法,脉搏细沉而附于骨的是积病。这种脉搏出现在寸口部位,其积在于胸中。若微出寸口的上部,其积在喉中。若见于关部,其积在脐旁。若见于关部的微上方,其积在心下。若见于关部的微下方,其积在少腹。若见于尺部,其积在气冲部位。这种脉若出现在左手,则积在左部;若出现在右手,则积在右部。若左右两手都出现这种脉,则积在中央部位。各随其脉搏出现的部位来诊断其积之所在。

【按语】积聚,是有形痞块一类的疾病,多由气血痰浊凝结而成。《难经·五十五难》说:"积者阴气也,聚者阳气也,故阴沉而伏,阳浮而动,气之所积名曰积,气之所聚名曰聚。故积者五脏所生,聚者六腑所成也。积者,阴气也,其始发有常处,其痛不离其部,上下有所终始,左右有所穷处。聚者,阳气也,其始发无根本,上下无所留止,其痛无常处,谓之聚,故以是别知积聚也。"与本节意思相同,可互相参考。

文中又提出"积者终不移,聚者发作有时",不但给临床上指出鉴别依据,在治疗上也指出了明确方向。后世所谓五积、六聚、七癥、八瘕等,都是在这一基础上发展的。至于论脉一段,似不可泥,仍当结合具体情况做全面诊断,方不致误。

结 语

本篇的五脏风寒,是把各脏的某些症状名之为风,某些症状名之为寒,分别论述,使人在临床治疗时有所区别,不一定由于外感风寒所致,所以所述风寒症状,既不同于《伤寒论》的中风伤寒,又不同于《内经·风论篇》所说的五脏风,因而历代注家,认为本篇难解。秦伯未说:"风与寒可代表两种症状的不同性质,不一定指狭义的风邪与寒邪。"这种见解比较中肯,可作为研究本篇的参考。

篇中指出的方治三首,除麻仁丸治脾约,已见于《伤寒论》外,其余如旋覆花汤治肝着,甘姜苓术汤之治肾着,在临床上都有一定疗效。至于积聚的论述,虽只寥寥数语,而对积聚的分别和属性,都做了原则性的说明,给后人指出诊断和治疗的方向。因此,本篇虽是觉得残缺不全,但它的精华部分,还是值得深刻研究的。

附

读"五脏风寒积聚篇"后

《金匮要略》中的"五脏风寒积聚"篇,历代注家,或缺疑不释,或随文敷衍抓不住要害。近人陆渊雷对本篇有一段话,可以说是代表了大多数注家和读者的意见。他说:"《金匮要略》所论杂病,此篇最为难晓,风也,寒也,积也,聚也,为四种病因,然篇中所论,究不知其为何种病"。余于讲课医疗之余,曾将本篇反复研究过,最初也觉得不易理解,后来发现,所谓五脏中风或中寒,并不是论的何种病,而是最原始的五脏辨证法,它和"水气病篇"中的五脏水,"痰饮咳嗽病篇"中的水在五脏一样,都不是具体的病名,不过是提供一些症状,为临床时作为五脏归类的依据罢了。

全篇以五脏为纲,以中风中寒代表寒热为纬,来分别论述各脏的临床见症。其中也提到了六腑辨证,如三焦、大肠、小肠等。如用现代语加以意译,就很明显地看出是这样一些内容:肺热是以口燥而喘为主症,或兼身体(原文作"运")动而沉重,甚则头目不清(冒)、全身肿胀等。肺寒是以吐浊涕样的痰涎为特点。肝热见症是头目动,两胁疼痛,痛甚则行走时常呈伛偻状态,如果肝盛侮土,土虚求救,还可能令人嗜甘。肝寒的见症是,肝寒筋急,则两臂不举,肝脉贯膈、布胁肋、循喉咙之后,又能有舌本燥、胸中痛、难以转侧等症。肝失条达,就喜太息,不能疏土,就食则吐而汗出。心热的见症是,或翕翕发热,或嘈杂易饥,食则呕吐。心寒的见症是胃中觉痛,如啖蒜状,其则反射到背部,犹如虫蛀,有时自己将痰食吐出,亦可暂时缓解。

至于六腑的辨证是:嗳(噫)气是上焦病的见症,不能消谷是中焦见症,遗尿、失便是下焦病的见症,肺痿是上焦热,大便坚是中焦热,尿血、淋泌不通是下焦热,大便溏是大肠寒,便肠垢是大肠热,下重便血是小肠寒,痔是小肠热等。

由于有这样一些辨证基础,所以篇中又提出了五脏的具体病"肝着""肾着""脾约"等为例说明。这些病,除了肾着之病,由于篇中已脱去"肾中风"和"肾中寒",难以指出哪些症状可以作为证明外,其余如肝着病的"其人常欲蹈其胸上",脾约的"大便则坚",都提示了上述辨证基础的应用。

可以看出,这样的辨证法,若与目前中医基础学中的脏腑辨证法比较起来显然是非常粗疏的。所列举的一些症状,既缺乏概括性,也不够典型。尤其是"心中风"和"心中寒"两节,中医学早已改称"胃热""胃寒",而在仲景时代却仍归属五脏中之心,就更显得落后了。

把胃脘称为心,并包括不了神明之心,因此篇中又提出"邪哭使魂魄不安者,血气少也,血气少者属于心",又说:"心气虚者,其人则畏,合目欲眠,梦远行而精神离散,魂魄妄行"。这些,实质上是精神失常。用寒热辨证已经包括不了,所以又提出"血气少""心气虚",此以虚实辨证,已超出"中风""中寒"的寒热辨证范围。

篇中所提到的心,唯一可以看作与主血之心相近似的,是第十节:"心伤者,其人劳倦即头面赤而下重,心中痛而自烦,当脐跳,其脉弦,此为心脏伤所致也"。

这可以看出,那时之所谓心,有神明之心、主血之心,连胃脘也称为心。

篇中还提到积聚的辨证法和五脏死脉。积聚实质是风寒之久留而不去者。其辨证法是:部位固定者为积,属于脏病;部位不定,辗转痛移,发作有时者为聚,属于腑病。所列五脏死脉,"肺死脏,浮之虚,按之弱,如葱叶,下无根者"是无胃气之浮脉,也就是后来所说的"散"脉或十怪脉之"釜沸";"肝死脏,浮之弱,按之如索不来,或曲如蛇行者",这是无胃气的弦脉,即十怪脉之"偃刀";"心死脏,浮之实,如麻豆,按之益躁疾者",这是无胃气的洪脉,即十怪脉之"麻促";"脾死脏,浮之大坚,按之如覆杯,洁洁状如摇者",这已与柔和之缓脉相反,似是十怪脉之"弹石";"肾死脏,浮之坚,按之乱如转丸,益下入尺中者",这是无胃气的沉脉,相当于十怪脉之"转豆"。总之,五脏死脉,都是脉无胃气,其中如"偃刀""弹石""转豆"等,实质也无法强为区分,这和《素问·平人气象论》《素问·大奇论》及《难经·十五难》等所论的死脉基本是一回事,只不过是所用的形容词各有不同罢了。

篇中只肺、肝、心三脏有中风,也有中寒,脾脏只有中风而无中寒,肾脏则中风中寒皆无,残缺不全,注家多引以为憾。残缺不全是客观现实,但就这些尚存的部分和目前通行的《中医诊断学》比较起来,已显得非常落后。落后的东西受到淘汰,这只是对于研究医学发展史来说,是缺乏了重要的研究资料,无从窥及全貌,但对于学术本身来说,价值也就不大了。

(引——读《金匮要略》札记·李克绍)

痰饮咳嗽病脉证并治第十二

论一首　脉证二十一条　方十九首

　　本篇取名,虽然以痰饮和咳嗽相提并论,但其论述内容是以痰饮为主的。其所述咳嗽仅是痰饮所引起的一种症状,而不是泛论一切咳嗽。痰饮在本篇内有广义和狭义两个意义:就广义而言,是所有痰饮病的总名;就狭义而言,它是按病变部位的不同而分出的痰饮、悬饮、溢饮和支饮四种病中的一种。这是必须明确的一个问题。

　　【第一节】　问曰:夫饮有四,何谓也? 师曰:有痰饮、有悬饮、有溢饮、有支饮。

　　【语释】问:饮病有四种,都是什么呢? 师说:有痰饮、悬饮、溢饮和支饮四种。

　　【按语】本节首先分出四种饮病的名称,作为全篇的提示。这是按其不同症状和部位而定名的。

　　【第二节】　问曰:四饮何以为异? 师曰:其人素盛今瘦,水走肠间,沥沥有声,谓之痰饮。饮后水流在胁下,咳唾引痛,谓之悬饮。饮水流行,归于四肢,当汗出而不汗出,身体疼重,谓之溢饮。咳逆倚息,短气不得卧,其形如肿,谓之支饮。

　　【语释】问:这四种病有什么不同呢? 师说:原来身体肥盛,而现在瘦削了,水饮走于肠中而不下输,再被热气煎熬为痰饮,随其所在之处而有响声。若饮后水停两胁,悬结不散,咳嗽吐痰则两胁痛,这是悬饮。若饮水流行,渗入四肢,本应汗出而不汗出,水饮充溢肌肤,经脉被其壅塞,身体感到疼重,这是溢饮。若水停于胸,咳嗽逆气妨碍呼吸,以致短气不得平卧,外形有水肿的形状,这是支饮。

　　【按语】本节指出四饮症状。可以看出,痰饮是饮在肠胃,溢饮是饮在肢体,悬饮是饮在胁下,支饮是饮在膈上。病理机制虽然不同,但其饮邪留滞是一致的。文中所说"饮"字,都是指"痰饮"和"水饮"二者而言。

【第三节】 水在心,心下坚筑,短气,恶水不欲饮。

【语释】水在心,便心下坚硬而且悸动有力,又因气道被其阻抑,所以短气不足以息,心阳所遏,所以恶水而不想喝。

【李批】此茯苓甘草汤证。

【第四节】 水在肺,吐涎沫,欲饮水。

【语释】水在肺,则肺气被遏,津液不得四布,所以咳吐涎沫;水津不布而口干,所以想饮水。

【第五节】 水在脾,少气身重。

【语释】水在脾,则脾阴不运而倦怠少气,水湿濡滞,所以身体沉重。

【李批】真武汤证,四肢沉重用白术可证。

【第六节】 水在肝,胁下支满,嚏而痛。

【语释】水在肝,胁下因有水而胀满,打喷嚏时牵引胁肋便作痛。

【李批】十枣汤可证。

【第七节】 水在肾,心下悸。

【语释】水在肾,则水势上凌于心,所以心下悸动不安。

【按语】以上五节,是承上四饮而推及五脏的。说明四饮之水,不仅流入肠而旁及两胁,外出于四肢,上于胸膈。其深者并可上入阳分,而影响到心肺,下入阴分而影响到肝脾肾,所以有五脏病变的出现。但五脏水饮是指水饮所影响的脏气而言,并非真在五脏之内。所以仲景不从五脏治疗,而仍从饮症论治,也就是饮去则脏安的意思。

【李批】真武汤可证。

【第八节】 夫心下有留饮，其人背寒①冷如手❶②大。

【词解】①背寒：是指脊背第五椎正当心俞穴处寒冷而言。

②手：徐、尤、沈等本皆作"掌"。

【语释】心下停留着痰饮，则心阳被制，气不外达，循其心系所附着的背部，而有寒冷的感觉。

【按语】留饮，是痰饮留而不去的意思，并不是四饮之外，另有一种留饮。

【李批】陆九芝云：甘遂能行经隧之水，大戟能泄脏腑之湿，白芥子能搜皮里膜外之痰。主治甚多，而背寒如掌大一块者，非此不能去之。(《世补斋医书·卷八·释饮》)

【第九节】 留饮者，胁下痛引缺盆，咳嗽则辄已——作转甚。

注：辄已，《脉经》《千金方》并作"转甚"。根据临床所见，凡胁下痛者，都是咳嗽时转甚，故从《脉经》《千金方》本。

【语释】痰饮停留在胁下，势必牵连于肝而涉及肺，所以胁痛上引缺盆。咳嗽则水饮振动，所以疼痛就加剧。

【李批】《伤寒直格》云：夫留饮，谓水液留积蓄聚于内而不湿润传化者也。夫肠胃燥热太甚，则结滞而气液不能宣通，故虽欲饮而难以止其渴也。若以顿饮过多，则水湿过极而肠胃燥热怫郁，转以加其水湿痞闭，故成留饮而心腹满痛，或为吐泻也。

【第十节】 胸中有留饮，其人短气而渴。四肢历节痛，脉沉者，有留饮。

【语释】胸中有痰饮停留的患者，气道阻滞不利，津液因而不行，所以必有呼吸短促和口中发渴等症状。若四肢历节痛，是风湿滞留关节的现象，但脉不浮而沉又短气口渴的，则病属留饮而不属于风湿病患。

【按语】此节说明支饮过甚则为溢饮。从"四肢历节痛"一症来看，便有饮溢经络窜入皮下的趋势。更提出"脉沉者"三字来与脉浮之外症作鉴别。示人留饮过甚，亦能阻滞经络而使人四肢历节疼痛。

【李批】此节说明饮邪可在胸中，或流入经络关节，搜络祛痰，子龙丸是常用之方。

---

❶ 手：邓本作水。

李
克
绍
批
注

金匮要略浅释

【第十一节】 膈上病痰,满喘咳吐,发则寒热,背痛腰疼,目泣自出,其人振振身瞤。剧,必有伏饮。

【语释】在膈上有痰饮的患者,其症状是喘息胀闷、咳嗽而吐痰。当外邪侵袭时,便内外相合一时并发,在外则有发热恶寒、背痛、腰痛的症状;在内则痰满喘咳大作,以至眼泪自出,身体也振战得很厉害,这都是早有痰饮潜伏在内的原因。

【按语】此节陈修园认为是哮喘病,颇有见解。因为哮喘病是一种发作性的呼吸困难,多在气候突变或受到他种因素刺激时,突然发作,其症状与此极为吻合。

【第十二节】 夫病人饮水多,必暴喘满。凡食少饮多,水停心下,甚者则悸,微者短气。脉双弦者,寒也,皆大下后善❶虚,脉偏弦者,饮也。

【语释】病人喝水过多,水即停留于胸膈间,必然要突发喘满。大凡吃饭少而喝水多,则胃中停水难消,重的就上凌于心而为悸,轻的也能影响呼吸而为短气。若脉见双弦,是阳虚而有寒气的脉象,多在大下后里虚时出现;若见单弦,是水饮偏注的脉象,所以为水饮病。

【按语】此节重在申明饮病的原因,所谓"饮水多"和"食少饮多",都是促成痰饮的原因。"暴喘满""悸"和"短气",都是水饮病的特征。至于"脉偏弦者饮也"一句,虽随文作出解释,但不可拘泥,仍要结合临床加以体会和认识。

【第十三节】 肺饮不弦,但苦喘短气。

【语释】弦为水饮积聚的脉象,今肺饮尚未成积,所以其脉不弦。但因水饮既已入肺,必能影响呼吸而有苦于喘满短气的症状。

【按语】此节接上节之弦脉而言。因饮病在程度上有所差别,所以在脉象上也有弦与不弦的分析。

【第十四节】 支饮亦喘而不能卧,加短气,其脉平也。

【语释】支饮在上焦,阻碍气之升降,所以有气喘不能平卧和短气不足以息的现象,唯因未影响到血脉,所以在脉象上还与平常一样。

【按语】这也是承接上文脉弦而来的。指出支饮病也有不见弦脉的,不能因其脉如平人而误诊。

114

---

❶ 善:邓本脱文。

【第十五节】 病痰饮者,当以温药和之。

【语释】 患痰饮的,是由水停而得,水性阴寒,得温则行,所以当用温药调治。

【按语】 此节是痰饮病的治疗原则,以下便是具体治法。

【第十六节】 心下有痰饮,胸胁支满,目眩,苓桂术甘汤主之。

【语释】 心下停留着痰饮,阴湿凝聚则胸胁胀满,阳气被制则头目眩晕。这都是阳气不足的原因,应用温中化湿的苓桂术甘汤主治。

【按语】 本节提出苓桂术甘汤,正是上节"以温药和之"的用意。"胸胁支满"和"目眩"是痰饮病的特征。而苓桂术甘汤是痰饮病的正治,故列为本篇首方。

苓桂术甘汤方

茯苓四两　桂枝　白术各三两　甘草二两

上四味,以水六升,煮取三升,分温三服,小便则利。

【方解】 茯苓淡渗利水,桂枝宣通阳气,更有白术祛湿健脾,甘草和中益气,所以为补脾利水的良方。

【第十七节】 夫短气有微饮,当从小便去之,苓桂术甘汤主之。方见上。肾气丸[1]亦主之。方见脚气中。

【语释】 对于因轻微水饮而感觉短气的患者,应当利其小便,斟酌病势的重点所在,用苓桂术甘汤或用肾气丸分别施治。

【按语】 本节为"短气有微饮者"指出了两个方剂,说明同一阳虚而有微饮,有在脾、在肾的不同。苓桂术甘汤,是治脾阳不足不能行水,因使微饮停于心下而短气的病变的方子;肾气丸,是治肾阳衰微不能化水,因致水气上泛于心而短气的病变的方子。一症两方,同属温药,一上一下各不相同。

【李批】 从"肾气丸亦主之"句,可见痰饮病亦有由于肾虚者。此多属肾不主水,失于摄纳之故,多见于久病患者。用补肾方治痰饮,张景岳、薛立斋最见长,但亦有使用不当之处。

---

[1] 丸:邓本作九。

【第十八节】 病者脉伏,其人欲自利,利反快。虽利,心下续坚满,此为留饮欲去故也,甘遂半夏汤主之。

【语释】病人的脉象伏,是气血被水邪所阻抑而不通利的现象。病人想要下利,下利后反感觉舒适,是水势下趋而暂得安适的表现。利下后心下继续坚硬胀满,是病根未除,水邪尚有所据,这是留饮欲去而不能去的现象,应用甘遂半夏汤主治,以攻去其饮。

【按语】这是为饮邪久留,病势顽固的痰饮病出其方治。"虽利,心下续坚满",正是去者自去,留者自留,不用峻利药攻破其窠囊,病根必不除,所以用此猛烈方剂。

甘遂半夏汤方

甘遂大者三枚　半夏十二枚(以水一升,煮取半升,去滓)　芍药五枚　甘草如指大一枚(炙,一本作无)

上四味,以水二升,煮取半升,去渣,以蜜半升,和药汁煎取八合,顿服之。

【方解】留者不行,用甘遂以逐其流;结者不散,用半夏以开其结。但因甘遂下行之力速,所以用白蜜之甘以缓其急;芍药酸敛以制其峻。甘草与甘遂同用,借其相反之力,一战而使饮邪尽去,正是运用的巧妙处。

【第十九节】 脉浮而细滑,伤饮。

【语释】病人脉象浮而细滑,是饮水过多伤及气分的表现。

【按语】此节是水饮初成邪尚未深的脉诊。水邪未结,故脉不弦,水邪尚微,故曰伤饮。

【第二十节】 脉弦数,有寒饮,冬夏难治。

【语释】有寒饮的病人,脉象弦而数,是脉证相反;冬夏是寒热偏胜的季节,都不利于这种脉热症寒的患者,所以说难治。

【按语】本节举出症寒而脉象有热的病例,在寒热偏胜的冬夏两季难于治疗,以说明疾病和四时的关系。

【第二十一节】 脉沉而弦者,悬饮内痛。

【语释】脉象沉而弦,是饮气内聚,两相搏击的象征,故主内痛。

【第二十二节】 病悬饮者,十枣汤主之。

【语释】患悬饮的,要用十枣汤攻之。

【按语】以上两节,当合看,前者是述其脉症,后者出其方治。脉得诸沉当责有水;脉弦为饮为痛。今既"沉弦"并见,可以确定是水饮为患,所以用十枣汤峻攻的方剂主治。

十枣汤方

芫花(熬) 甘遂 大戟各等分

上三味,捣筛,以水一升五合,先煮肥大枣十枚,取八合,去滓,内药末,强人服一钱七,羸人服半钱,平旦温服之;不下者,明日更加半钱,得快下后,糜粥自养。

【方解】本方三物都是味苦峻利的药,能直达窠巢,排除水饮,是"苦以泻之"的用意。外加大枣十枚,不但取其"甘以缓之",并含有培补脾胃以制水饮的意义。

据《外台》云:深师即僧深,宋齐间人。朱雀汤,疗久病癖饮,停痰不消,在胸膈上液液,时头眩痛,苦挛,眼睛身体手足十指甲尽黄。亦疗胁下支满,饮辄引胁下痛。即本方甘遂、芫花各一分,大戟三分,为散,先煮大枣十二枚,内药三方寸匕,更煎,分再服。

【第二十三节】 病溢饮者,当发其汗,大青龙汤主之,小青龙汤亦主之。

【语释】患溢饮病的,是水饮流于四肢,又被寒风侵袭,不得汗出而有身体疼重的症状,应当用发汗法;若水气不重而挟有内热的,当用大青龙汤;若咳嗽重而寒多的,当用小青龙汤。

【按语】此节为内外合邪的溢饮症出其方治。但因其病理机转和症候的表现上多有不同,所以在"当发其汗"的同一原则下,而有重在治寒和治热的差别。徐灵胎说:"水在中当利小便,水在四肢当发其汗",可为治饮之总诀。

大青龙汤方

麻黄六两(去节) 桂枝二两(去皮) 甘草二两(炙) 杏仁四十个(去皮尖) 生姜三两 大枣十二枚 石膏如鸡子大(碎)

上七味,以水九升,先煮麻黄减二升,去上沫,内诸药。煮取三升,去滓。温服一升,取微似汗;汗多者,温粉粉之。

小青龙汤方

麻黄三两(去节)　芍药三两　五味子半升　干姜三两　甘草三两(炙)
细辛三两　桂枝三两(去皮)　半夏半升(汤洗)

上八味,以水一斗,先煮麻黄,减二升,去上沫,内诸药,煮取三升,去滓,温服一升。

【方解】大青龙汤为辛凉发汗以行水,治"饮从热化"的病变;小青龙汤辛温发汗以行水,治"饮从寒化"的病变。临床上可酌情选用。

【李批】溢饮,俗名"水串"。

【第二十四节】　膈间支饮,其人喘满,心下痞坚,面色黧黑,其脉沉紧,得之数十日,医吐下之不愈,木防己汤主之;虚者即愈,实者三日复发,复与不愈者,宜木防己汤去石膏加茯苓芒硝汤主之。

【语释】膈间有支饮的人,肺气被其所伤,便喘息胀满;水聚于胃,便心下痞闷而坚。营卫被阻,不能荣养皮肤,所以面色黧黑。血脉被阻,所以脉见沉紧。得病已有数十天,曾用吐、下等法而不愈,是邪虽未去,正气已虚,所以用散结行水补虚的木防己汤主治。若是尚未结聚成实的,得此便水去气行而病愈。若病气已实,虽能暂时消散,待三日后还可聚而复发,再服则效力不大,可用前方去石膏之辛凉,加芒硝之咸寒软坚,更佐茯苓淡渗以消导水饮。

【按语】此为日久不愈的支饮重症出其方治。文中脉症均详,并记有治疗经过在内,可为全面的诊疗实例。

木防己汤方

木防己三两　石膏十二枚鸡子大❶　桂枝二两　人参四两

上四味,以水六升,煮取二升,分温再服。

木防己去石膏加茯苓芒硝汤方

木防己　桂枝各二两　人参　茯苓各四两　芒硝三合

上五味,以水六升,煮取二升,去滓,内芒硝,再微煎,分温再服,微利则愈。

【方解】防己能利二便,石膏能清热治心下逆气,桂枝则行气化水,人参则培补正气。若停水之未结成实者,得此则正气行而水消散。若已坚结成实的患者,可加芒硝之软坚化积,茯苓之甘淡渗利,则水邪自去。既用咸寒之芒硝,即不用辛寒之石膏。

---

❶　石膏十二枚鸡子大:邓本作石膏如鸡子大。

【李批】其痰当稀多而黏,其人则身热不扬,脉象沉数。

此系热饮,脉必沉紧而数。虚者,心下不痞坚,木防己汤主之;实者,心下痞坚,木防己汤去石膏加茯苓芒硝汤主之。

【又注】《保命集》:热痰喘嗽,痰如泉涌,石膏、寒水石各五钱为末,每人参汤服三钱。《串雅》:生石膏十两、辰砂五钱共末,治中风中痰,大人每服三钱,生蜜汤调服,立效。按上二方,足以说明木防己汤之效用。

【第二十五节】 心下有支饮,其人苦冒眩,泽泻汤主之。

【语释】在心下有支饮的人,由于水饮阻滞,清阳不能上升,故头目感到昏冒和眩晕,应用泽泻汤主治。

【按语】此为支饮眩冒者出其方治,用以治迷路积水有卓效。

泽泻汤方

泽泻五两　白术二两

上二味,以水二升,煮取一升,分温再服。

【方解】本方白术以补脾散精,用泽泻升而后降,故可以治水气之在头目和皮肤间者。

【李批】《中医杂志》1980 年 9 期刘渡舟"谈谈《金匮》的泽泻汤证"载:一般认为水饮病舌色必淡,因其寒也;苔多水滑,津液凝也;如果水湿合邪,则又出现白腻之苔而且厚也。故泽泻汤证应以上述的舌脉(或沉或弦或沉弦共见)作为诊断依据。然而泽泻汤证的舌体则特别肥大而异于寻常。它有质厚而宽,占满口腔而使人望之骇然。以证推理,我认为可能由于心脾气虚,又加水饮为患,浸膈渍胃之所致……

【又注】《鲟溪单方选》:水湿肿胀,白术、泽泻各一两为末,每服三钱,茯苓汤下。

【第二十六节】 支饮胸满者,厚朴大黄汤主之。

【语释】支饮病胸中感觉满闷的,可用厚朴大黄汤主治。

厚朴大黄汤方

厚朴一❶尺　大黄六两　枳实四枚

上三味,以水五升,煮取二升,分温再服。

---

❶ 一:邓本作乙。

【方解】本方与小承气汤药品相同,不过小承气以厚朴为臣,本方是以厚朴为君,以行气分之滞,枳实泻胸中痰水,大黄通地道,推陈致新,以成其攻饮行气的作用。

【第二十七节】 支饮不得息,葶苈大枣泻肺汤主之。方见肺痈中。

【语释】患支饮病,呼吸极度困难,是水饮侵肺的急症,可用葶苈大枣泻肺汤直泻肺水。

【按语】此为支饮症的气水相扰而胸中邪实者出其方治。《灵枢·五味》篇说:"大气搏而不行者,积于胸中,命曰气海,出于肺,循喉咽,呼则出,吸则入。"今水停胸膈,直阻于肺,大气的出入不利,所以呼吸困难。葶苈大枣泻肺汤是泻水竣剂,故用以治此急症。

【第二十八节】 呕家本渴,渴者为欲解,今反不渴,心下有支饮故也,小半夏汤主之。《千金方》云:小半夏加茯苓汤。

【语释】患水饮而有呕吐的人,因呕而解者本应口渴,因渴是饮去病愈的表现。现在反不渴,则知心下仍有支饮存在,呕吐也不能停止,所以用小半夏汤主治。

【按语】以上五节,均为支饮症治,主要症状已详本章第二节末。至于"心下痞坚""苦冒眩""胸满""呕而不渴"等,均为支饮的兼症。正因其兼症不一,所以治法也各不相同。"呕吐哕下利篇"中"先呕却渴,为欲解……"和"诸呕吐,谷不得下者"两节,也都用小半夏汤主治,可互相参考。

小半夏汤方

半夏一❶升　生姜半斤

上二味,以水七升,煮取一升半,分温再服。

【方解】呕而不渴是水饮未止,所以用生姜、半夏以涤饮降逆。

【第二十九节】 腹满,口舌干燥,此肠间有水气,己椒苈黄丸主之。

【语释】腹部胀满,口舌干燥,这是水饮聚于肠胃,津液不能上行的原因,应用己椒苈黄丸主治。

【按语】此节之肠间有水气。与第二节所说"水走肠间沥沥有声,谓之痰

❶ 一:邓本作乙。

饮"的意思相同。但在第十六节治痰饮则用苓桂术甘汤,而本节则用己椒苈黄丸。这是因为十六节是"心下有痰饮,胸胁支满",证属虚寒;此节是"肠间有水气而腹满",证属实热。虽同为痰饮,但病机不同,故治法也不同。

己椒苈黄丸方

防己　椒目　葶苈(熬)　大黄各一**❶**两

上四味,末之,蜜丸如梧子大,先食,饮服一丸,日三服;稍增,口中有津液,渴者加芒硝半两。

【方解】防己、椒目导饮于前,使清者从小便而出;葶苈子、大黄推饮于后,使浊者得从大便而下。这样前后分消,则腹满减而水饮自除,脾气得转而津液自生。若渴,则知其胃热,故加芒硝以泻胃热,就是《内经》所说"热淫于内,治以咸寒"的意思。

【李批】张石顽曰:若口中有津液而仍作渴者,此痰饮聚于血分,必加芒硝以祛逐之。

【第三十节】　卒呕吐,心下痞,膈间有水,眩悸者,小**❷**半夏加茯苓汤主之。

【语释】突然发生呕吐,是饮气上逆于胃;心下痞满是气被水饮所滞;凌于心则悸,清阳受阻则眩。这些都是膈间停留水饮的征象,用小半夏加茯苓汤主治。

【按语】此为膈间有水饮者出其方治。此证比小半夏证多心下痞和眩悸的症状,是水饮加重的表现,故在小半夏汤内加茯苓一味,以镇悸行水。

小半夏加茯苓汤方

半夏一升　生姜半斤　茯苓三两(一法:四两)

上三味,以水**❸**七升,煮取一升五合**❹**,分温再服。

【方解】半夏、生姜行水降逆而止呕吐,茯苓能强心镇悸而利小便。这样就能使水行气顺而诸症自愈。

---

❶ 一:邓本作乙。
❷ 小:邓本脱文。
❸ 水:邓本脱文。
❹ 煮取一升五合:邓本漫漶。

【第三十一节】 假令瘦人脐下有悸,吐涎沫而癫眩❶,此水也,五苓散主之。

注:"癫",徐、尤、沈、魏本俱做"颠"(同巅),应从之。

【语释】 假使瘦人在脐下有悸动,吐涎沫而且感到头目眩晕的样子,这是水动于下而逆犯于上的征象,用五苓散主治。

【按语】《伤寒论》第65条"发汗后,脐下悸者,欲作奔豚"是汗后阳虚,肾水上凌,主用茯苓桂枝甘草大枣汤。本节"脐下有悸,吐涎沫而癫眩",是水动于下,而逆犯于上,主用五苓散,旨在表里分利,折其水势。所说的"瘦人",与第二节中的"其人素盛今瘦"同义。

五苓散方

茯苓三分   猪苓三分(去皮)   白术三分   泽泻一两一分   桂枝二分(去皮)

上五味,为末,白饮服方寸匕,日三服;多饮暖水,汗出愈。

【方解】 茯苓、猪苓、泽泻、白术甘淡渗泻,使肠间水从小便出;桂枝辛温扶阳,又加多饮暖水,使其汗出,正是表里分消之法。

《外台》茯苓饮方

治心胸中有停痰宿水,自吐出水后,心胸间虚气满,不能食。消痰气,令能食。

茯苓   人参   白术各三两   枳实二❷两   橘皮二两半   生姜四两

上六味,水六升,煮取一升八合,分温三服,如人行八、九里进之。

【方解】 脾虚不能为胃散布津液,因而水停为饮,滞留于胸膈,则满而上逆,以至于吐水。吐伤胃气,所以满而不能食。用人参、白术大健脾气,以制水饮;生姜、橘皮、枳实除饮消痰以安胃气。这样邪去正复,自能进食。

【李批】 此即五味异功散去甘草加枳实、生姜。此虽是虚满,但究竟是水气之余,不宜甘草之壅,故去之,再加枳实消痰治满,生姜和胃散水。

【第三十二节】 咳❸家其脉弦,为有水,十枣汤主之。方见上。

【语释】 有咳嗽病的人,脉象弦,是水饮在内,上渍于肺的征象,用十枣汤

---

❶ 癫眩:邓本漫漶。
❷ 二:邓本漫漶。
❸ 咳:邓本漫漶。

主治。

【按语】以上四节均言水饮病，有肠间、膈间、在上在下的不同。因而在治疗上，也必须因症制宜，灵活地运用方剂。至于本节所用之十枣汤，应与本篇第二节、第二十一节、第三十三节的原文，以及《伤寒论》太阳篇的十枣汤证互相参照。

【第三十三节】　夫有支饮家，咳烦，胸中痛者，不卒死，至一百日或❶一岁，宜十枣汤。方见上。

注："至一百日"下原本无"或"字，据《金匮要略心典》增。

【语释】有支饮病的人，清道被其扰乱，动于心肺便咳嗽烦闷，与正气相搏击，便胸中作痛。病势缓慢，不至于卒死的，虽然到一百日或一年多，审其体质不虚，仍可用十枣汤攻除其饮。

【按语】此节是示人不必疑虑十枣汤力峻而不敢用，并指出病期虽久，只要饮邪仍在，体质不虚，就可考虑用十枣汤。

【第三十四节】　久咳数岁，其脉弱者，可治；实大数者，死。其脉虚者，必苦冒，其人本有支饮在胸中故也，治属饮家。

【语释】数年咳嗽，体力已虚，脉象弱，是脉症相符，其病可治。如果出现了实大而数的脉象，是体虚邪实，主死。若脉带虚象，乃支饮在胸中，清阳不得上达，所以患者必感到昏冒眩晕，但治其支饮，咳嗽即止。

【按语】本篇的"病久体虚，脉弱者，可治；实大数者，死"和《内经》所说"久病脉弱者生，实大者死"的意思相同。"治属饮家"一句，是示人仍要按照支饮去寻求治法。

【第三十五节】　咳逆倚息不得卧，小青龙汤主之。方见上文肺痈中。

【语释】痰饮兼有风寒的患者，咳嗽气逆，以至不能安卧，可用小青龙汤主治。

【按语】此节主用小青龙汤，必是兼有外症的支饮；与以上各节有所不同。于专治内饮的十枣汤后，提出一例内外兼治的方法，以便于互相参证。

【李批】凡咳逆至于倚息不得卧，是不但风寒外束，更值得注意的是里气上

❶　或：邓本无。

凑，也就是冲气上逆，表邪外束，里气上壅，所以痰饮局促胸中，致成倚息不得卧。此纵然发汗，但里气上壅，所以下焦根底浅薄者，须防冲气发作。冲气发作，欲作奔豚者桂甘苓加大枣以镇之；尺脉微，气上冲胸，咽手足痹者，桂甘苓加五味以敛之；心下逆满，气上冲胸，起则头眩者，桂甘苓加白术以散之。

以下诸条解释以曹颖甫《金匮发微》较透彻。

【第三十六节】 青龙汤下已，多唾，口燥，寸脉沉，尺脉微，手足厥逆，气从小腹上冲胸咽，手足痹，其面翕热❶如醉状，因复下流阴股，小便难，时复冒者，与茯苓桂枝五味甘草汤，治其气冲。

【语释】小青龙汤固为外感风寒内有水饮的良方，但下虚之人不胜发散之剂，误服之则肺气散越，肾气不摄而口燥多唾；阳被伤而手足厥逆；阳外浮则面热如醉；阴内竭则气上冲逆，小便困难。里虚则脉象沉微；表虚则手足麻痹，甚至时常发现昏冒。虽然这是阴阳表里俱虚、寒热错杂的症状，但仍以冲气上逆为主症，故用茯苓桂枝五味甘草汤治其气冲。

【按语】此为体弱人误服小青龙汤所产生的变证和坏证动其冲气所出的方治。陆渊雷说："自小青龙汤以下六节，随证转方，绝妙医案，盖是仲景身历之事实，然病情万变，支饮咳嗽之证，其传变非能斟若画一者，学者心知其意，自得运用之妙，若悬此六方，以逆测病症，则胶柱而鼓瑟矣。"这一见解很切合实际。

茯苓桂枝五味甘草汤方

茯苓四两　桂枝四两(去皮)　甘草三两(炙)　五味子半升

上四味，以水八升，煮取三升，去滓，分温三服。

【方解】茯苓、桂枝能抑制冲气，使其下行；甘草、五味子能敛阴气，合之则为扶阳降冲协和阴阳的方剂。

【李批】先敛肾以安冲。

【第三十七节】 冲气即低，而反更咳，胸满者，用桂苓五味甘草汤去桂加干姜、细辛，以治其咳满。

【语释】冲气低下去后，又由于肺有伏寒，而发生咳嗽、胸中胀满的，可用桂苓五味甘草汤去桂加干姜、细辛主治。

【按语】此节重点不在于气冲，而在于咳满，所以不用降冲的桂枝而加干

---

❶ 热：邓本脱文。

姜、细辛,以消饮驱寒而止咳满。

苓甘五味姜辛汤方

茯苓四两　甘草　细辛　干姜各三两　五味子半升

上五味,以水八升,煮取三升,去渣,温服半升,日三服。

【方解】桂,气胜而主气;姜,味胜而主形。冲气已低,故不需要桂枝;肺中续出寒饮,为有形之病,所以加干姜、细辛,合茯苓、甘草、五味子,以驱其寒饮。

【李批】再温肺以散水并且呕加半夏,肿加杏仁,面热加大黄。

【第三十八节】　咳满即止,而更复渴,冲气复发者,以细辛、干姜为热药也,服之当遂渴(注:自此以前仍是苓桂五味甘草汤证),而渴反止者,为支饮也。支饮者,法当冒,冒者必呕,呕者复内半夏以去其水。

【语释】若咳满停止后更有口渴症,冲气又复发的,是因服细辛、干姜类热药所引起的。但服药后应立即作渴,今竟不渴,而咳满未止,这是有支饮的原因。有支饮应当昏冒,昏冒时必有呕吐的症状,若呕时,可于前方加入半夏,以治其水饮。

【按语】本节可分两段:前段是说明病者咳满止而发现口渴,是因服热药又引动了冲气;后段是说明如果冲气复发而不渴,则属支饮,当有咳满不止和昏冒而呕的症状,当降冲逆兼去水饮。

桂苓五味甘草去桂加姜辛夏汤方

茯苓四两　甘草二两　细辛二两　干姜二两　五味子　半夏各半升

上六味,以水八升,煮取三升,去滓,温服半升,日三服。

【方解】半夏能去水降逆止呕,故于苓甘五味姜辛汤内加此一味,以治疗由支饮而引起的咳满呕冒等证。

【第三十九节】　水去呕止,其人形肿者,加杏仁主之。其证应内麻黄,以其人遂痹,故不内之。若逆而内之者,必厥。所以然者,以其人血虚,麻黄发其阳故也。

【语释】水饮去后,呕吐停止,若病人身体肿,这是水气郁闭在皮内的现象,应在前方中加入杏仁,以通肺气而行水。其实本证也应加入麻黄发汗,但因病人手足麻痹,所以不用。若违犯禁忌而用麻黄,病人必然由于发汗亡阳而手足厥逆,原因就在于病人已经血虚,麻黄又发散其阳气的缘故。

【按语】此节主要说明血虚不可发汗的道理,自作注脚,意义显明。

苓甘五味加姜辛半夏杏仁汤方

茯苓四两　甘草三两　五味半升　干姜三两　细辛三两　半夏半升　杏仁半升(去皮尖)

上七味,以水一斗,煮取三升,去滓,温服半升,日三服。

【方解】杏仁苦温,内通肺气,外散水气,加此一味,以利气消肿。

【第四十节】　若面热如醉,此为胃热上冲熏其面,加大黄以利之。

【语释】若前证兼面热如醉状,是胃腑有热,循阳明之经而上熏于面的表现,故加大黄以通利之。

【按语】上节仅因肺气不利,滞于外而形肿,所以加杏仁以利其气。本节是滞于内而胃有实热,所以又加大黄,以下其热。

苓❶甘姜味辛夏仁黄汤方

茯苓四两　甘草三两　五味半升　干姜三两　细辛三两　半夏半升

杏仁半升　大黄三两

上八味,以水一斗,煮取三升,去滓,温服半升,日三服。

【方解】大黄苦寒,能荡涤肠胃,下结泻热,配合姜、辛之热,以祛水饮。

【第四十一节】　先渴后呕,为水停心下,此属饮家,小半夏加茯苓汤主之。方见上。

注:原本小半夏下无"加"字,据《金匮要略心典》增。

【语释】先口渴以后再呕吐,这是本来无有呕吐,因为喝水太多,一时难消,水停心下所致,属水饮病,用小半夏加茯苓汤主治。

【按语】本节与第二十八节("呕家本渴,渴者为欲解……"),并见于呕吐哕下利篇,可互相参看。本节是因渴而饮,因饮而呕,相互为因的水饮病,治饮平呕,渴症自除。

结　语

本篇对四饮病的分析和水在五脏的鉴别都做了详细说明,同时,在病理方

---

❶ 苓:邓本作茯。

面也做了较为具体的解释。

对痰饮病的致病原因,虽然没明显提出,但从"病痰饮者,当以温药和之"来看,则属于"寒证"范畴。再观其处方,多用甘温之品,则又属于脾胃阳虚。这说明阳气不运,水饮停蓄,是此病基本原因。从病变部位来说,痰饮在肠胃,悬饮在胁下,溢饮归四肢,支饮在膈上,可作为临床上的诊断依据。

在治疗上,痰饮则用补脾制水、温肾利水、温下逐水和表里分消等法;悬饮则用泻水法;溢饮则用发汗法;支饮则分别施用利湿攻下、泻水、发汗和温中等法。治法虽然不一,但都以排除水饮为主要目的。

本篇所用方剂,大体可分以下四类:

一、阳气不运的,以温化为主,如苓桂术甘汤、肾气丸等,这是痰饮的正治法。

二、兼有表证的,以表里兼治为主,如大小青龙汤等。

三、水饮停滞的,以行水为主,如泽泻汤、小半夏加茯苓汤等。

四、深痼难化的,以攻逐为主,如十枣汤、甘遂半夏汤等。

总之,病变既错综复杂,治法也就应变无穷。篇内虽有方剂十九首,但仅是从治疗大法上指出原则方向,至于变通运用,则有赖于学者的细心体会。

消渴小便利淋病脉证并治第十三

脉证九条　方六首

本篇都是泌尿系统病，故合为一篇。

篇名题为小便利，但内容多论小便不利症，故后世注家多改为小便不利。

本篇所述消渴，有些是属于热性病在发展过程中，由于津液消耗而渴欲饮水的病变，实不同于后世所说的消渴病，这是学习本篇时应注意的。

【第一节】　厥阴之为病，消渴，气上冲心，心中疼热，饥而不欲食，食则吐蚘❶①，下之不肯止。

注：原本无蚘字，据《伤寒论》326 条和《金匮要略心典》增。

【词解】①蚘：同蛔。

【语释】厥阴病的症状，使人消渴，因为厥阴是风木之脏，中藏相火，风火相煽，则津液被耗而渴不止。由于肝气上冲，故感到气上撞心而心中疼热。因热郁于上，虽饥而不想吃东西，若勉强吃下去，就要吐蛔虫。因蛔虫得食则动，所以随吐而出。肝气胜了，脾胃之气就衰弱，若再下之则气更衰而利遂不止。

【按语】此节是《伤寒论》厥阴病的基本症。因有消渴症状，故列于此。

本节的消渴，是热性病在发展过程中由于津液消耗而出现的一种症状。因"气上冲心，心中疼热，饥不欲食，食则吐蛔"等症状，都不是消渴病的应有症状，不能以后世所说的消渴来认识本证。

【第二节】　寸口脉浮而迟，浮即为虚，迟即为劳，虚则卫气不足，劳则荣气竭。

注：原本本节与下文第三节合为一节，据《金匮释义》本分。

【语释】患者的寸口脉浮而迟，若浮而无力，是卫气不足的脉象；迟而无力是荣血不足的脉象。人身是卫主于外而荣主于内，浮脉以候外，浮而无力，故知为卫气不足。脉搏的跳动，是由于血行迟而无力，故知为荣血不足。

❶　蚘：邓本无此字。

【按语】本节《医宗金鉴》认为当在虚劳篇中,《巢氏病源》也将此节收入虚劳候中。本篇前数节都是论述消渴病,而此节是说明荣卫气衰的脉象,对消渴病似无关系,或系虚劳篇中原文,错简于此。

【第三节】 趺阳脉浮而数,浮即为气,数即为消谷而大坚—作紧。气盛则溲数,溲数即坚,坚数相搏,即为消渴。

【语释】趺阳脉是胃经之脉。趺阳脉浮,可以知其胃气盛,脉数可以知其胃家热。胃热则能消谷而大便坚硬,胃气盛则水分偏渗于膀胱而小便数,小便数则亡其津液而大便愈坚,大便愈坚而小便愈数,坚数相合就成为饮不得解的消渴症。

【按语】《内经》说:"二阳结谓之消。"阳明胃为二阳,胃热郁结在里,故消谷善饥,小便数则水液不能输布,故虽饮而不能解渴。

《外台》以渴而饮水多,小便数而味甘者为消渴,足见古人对本证已有深刻研究。

【第四节】 男子消渴,小便反多,以饮一斗,小便一斗,肾气丸❶主之方见脚气中。

【语释】男子患消渴病,小便反而增多,这是由于肾阳衰惫,不能蒸水以化津液,因而水入即出,所以形成"饮一斗,小便亦一斗"的症状,应用肾气丸主治,以补其肾阳。

【按语】本节首先指明男子消渴,这意味着房欲过度是发生本病的原因。言"小便反多"是说明热性病的消渴病,小便不当多,不当多而反多,则知不是热性病的消渴,而是肾阳虚惫不能化水的缘故。今人所说的消渴病,多指本节的症状而言。

《素问·气厥论》说:"心移寒于肺,肺消。肺消者,饮一溲二死不治"。说明肺消病也是饮多溲多,则不仅是肾阳衰惫。须知"心移寒于肺"系指心火不足而言,心火不足就不能温养肺金而蒸化津液,和肾阳不足不能蒸水化津的道理是一致的。所不同者,所肾阳虚则不能蒸膀胱之水以化津,膀胱之水不能化津上承故口渴,饮水后即从膀胱直出而为尿,故饮一溲一;心火不足是不能温养肺金以输布津液,津液不得输布则不但饮入之水皆注入膀胱,即人身之津液亦

---

❶ 丸:邓本作九。

将渗入膀胱而为尿,故饮一溲二。在病机上自有轻重的不同。

【第五节】 脉浮,小便不利,微热消渴者,宜利小便发汗,五苓散主之。_{方见痰饮中。}❶

【语释】脉浮是表邪未解,小便不利是三焦失职。表邪未解,故发热;水气停蓄,正津不能布,故消渴。治当利小便以去其停水,发汗以解其表邪,应用五苓散主治。

【按语】本节也是热病过程,由于内有蓄水而出现的渴症。见于《伤寒论》第71条,仲景并列于此,是便于后人鉴别的意思。

【第六节】 渴欲饮水,水入则吐者,名曰水逆,五苓散主之_{方见上}。

【语释】病者口渴想喝水,但喝水就吐,这是内有停水的病变。水停正津不布则口渴;饮水之后,内饮阻遏不能下行,则上逆而吐出。这叫作水逆,应用五苓散主治。

【按语】此节亦见于《伤寒论》第74条。渴欲饮水,似乎是消渴,但消渴病水入则消,此则水入即吐,故并列以作鉴别。

【第七节】 渴欲饮水不止者,文蛤散主之。

【语释】若口渴想饮水,但饮水后而渴不止的,是由于湿热蓄积于内,阻碍津液的输布所致,故饮水而渴不止,用文蛤散主治,以清热利湿。

【按语】同是渴欲饮水,若兼小便不利微热消渴,是三焦失职,内有蓄水,当用五苓散;此无脉浮、微热、小便不利等症,但渴饮持续不止,是湿热内留,正津不布,故以清热利湿的文蛤散主治。

文蛤散方

文蛤五两

上一味,杵为散,以沸汤五合,和服方寸匕。

【第八节】 淋之为病,小便如粟状,小腹弦急,痛引脐中。

【语释】淋病的症状,其小便短而频数,淋漓不断,因病属于肾,故感到小腹弦急而痛,痛时牵引脐中。

---

❶ 方见痰饮中:邓本脱文。

【按语】此节是统言淋病的症状。《巢氏病源》认为淋是由于肾虚和膀胱热。因病变在肾,所以一切淋病都有"小腹弦急"的症状。

小便如粟状,后世多解为石淋,细玩原文意义当是形容小便短而频数,尿时疼痛的情形。"淋之为病"实包括一切淋病在内,不是专指石淋而言。

【第九节】 趺阳脉数,胃中有热,即消谷引食,大便必坚,小便即数。

【语释】趺阳脉是胃脉,趺阳脉数则证明胃中有热,胃中热则消谷善食。津液被热耗,故大便坚,由其大便坚硬则小便一定频数。

【按语】尤在泾认为本节即第三节消渴便坚之症,列于淋病之下,疑是错简。此说近理,应与此节互相参看。

【第十节】 淋家不可发汗,发汗则必便血。

【语释】淋病的患者,因热结在下,阴津被耗,故不可再发其汗。若强发其汗,则阴津重虚,热盛于下,必使小便出血。

【按语】本节指出淋病的治疗禁忌,见《伤寒论》第84条。

【第十一节】 小便不利者,有水气,其人苦❶渴,用瓜蒌瞿麦丸主之❷。

【语释】因有水气而小便不利的患者,水停不行,不能蒸化津液,必口渴得很厉害,应用瓜蒌瞿麦丸以扶阳化气而兼利水。

【按语】此节与五苓散证同属水气不化的病变。然五苓散的主治是兼有表证,故用桂枝通阳化气以解表。瓜蒌瞿麦丸的主治是真阳不足,故用附子以助元阳而化气,这是应当加以分析的。

瓜蒌瞿麦丸方

瓜蒌根二两　茯苓三两　薯蓣三两　附子一枚(炮)　瞿麦一两

上五味,末之,炼蜜丸,梧子大,饮服三丸,日三服,不知,增至七八丸,以小便利,腹中温为知。

【方解】本方用中薯蓣、天花粉生津止渴化浊;茯苓、瞿麦渗泻水气;佐附子

---

❶ 苦:邓本作若。
❷ 之:邓本作人。

以温暖扶阳,使气机畅行,小便利而渴自止。

【李批】《中医验方汇选(内科第一集)》(河北省卫生工作者协会编)有用本方治愈消渴之病例。其用药量:薯蓣八钱、茯苓六钱、天花粉五钱、瞿麦三钱、附子制五分。凡小便多者,以薯蓣为君;小便不利者,以茯苓为君。

口渴用附子者,有白通汤治少阴病自利而渴;肾气丸治男子消渴;瓜蒌瞿麦丸治苦渴。三者同中有异,异中有同。

【第十二节】 小便不利,蒲灰散主之;滑石白鱼散、茯苓戎盐汤并主之。

【语释】无其他表里症状而但小便不利的,当用蒲灰散以利其小便,滑石白鱼散、茯苓戎盐汤都可以斟酌应用。

【按语】此节并举三方,以便在临床上选择施用。

尤在泾以蒲灰散治小便不利之湿热者,滑石白鱼散治小便不利兼有血症者,茯苓戎盐汤则治小便不利之湿邪阻滞者,可作临床参考。

蒲灰散方

蒲灰七分　滑石三分

上二味,杵为散,饮服方寸匕,日三服。

【方解】蒲灰:据《本经疏证》谓蒲黄。《本经》说它主膀胱寒热,利小便,配以清热利水的滑石,故能治小便不利。

滑石白鱼散方

滑石二分　乱发二分(烧)　白鱼二分

上三味,杵为散,饮服半钱匕,日三服。

【方解】乱发炭主五淋;白鱼即衣鱼,也就是书纸中的蠹鱼,主妇人疝瘕,小便不利;二味加滑石,故能治小便不利,正因白鱼主妇人疝瘕,故尤氏认为滑石白鱼散主治小便不利之兼有血症者。

茯苓戎盐汤方

茯苓半斤　白术二两　戎盐弹九大一枚

上三味,先将茯苓、白术煎成,入戎盐再煎,分温三服。❶

【方解】戎盐就是青盐,咸寒入肾,利血分之湿热,性能润下。本方以茯苓淡渗为君,佐白术以培育中气,气足则自能化水,又有戎盐的润下,故能治气虚

---

❶　先将茯苓……分温三服:邓本脱文。

湿阻的小便不利。

【李批】张璐曰：三方悉治膀胱血滞气不化而小便不利之证，三方亦有轻重，乱发为重，蒲灰次之，戎盐又次之。

茯苓戎盐汤方治下焦湿热在血分者。青盐之用，以《本草求真》为详。

《本草求真》：青盐即戎盐，味咸气寒无毒。能入少阴肾脏，以治血分实热。故凡病因肾起而见小便不通，胃中瘀赤昏涩，及吐血尿血，齿舌出血，牙龈热痛，暨盅毒邪气固结不解者，宜以此味投治。（《普济方》：治风眼烂弦，用戎盐化水点之。仲景《金匮》方治小便不通，用戎盐弹丸大一枚、茯苓半斤、白术二两，水煎服。）俾肾补而热除，咸入而坚软。

【第十三节】 渴欲饮水，口干舌燥者，白虎加人参汤主之方见中暍中。

【语释】由于热盛消耗津液而发现渴欲饮水口干舌燥的，应用白虎加人参汤主治，以清热生津。

【按语】此节是消渴病的疑似证，示人做比类鉴别，当在上文消渴节下，疑系错简于此。

本节又见于《伤寒论》阳明篇第222条，可互相参看。

【第十四节】 脉浮发热，渴欲饮水，小便不利者，猪苓汤主之。

【语释】热盛耗阴，而出现脉浮和发热口渴欲饮水兼有小便不利的症状，这是津液被耗而又有蓄水的病变，应用猪苓汤主治，以滋阴津而行其蓄水。

【按语】第五节的五苓散证与此节症状略同。而此节则用猪苓汤，原因是：五苓散证是微热，微热为表邪未解，其渴而小便不利，不是津液被耗而是水气不化，故五苓散用桂枝、白术一以解其表邪，一以温运脾土而化气。此节是发热，发热则津液被耗，其渴而小便不利，是在上之津液被耗，而在下反有蓄水，故猪苓汤用阿胶、滑石，一以滋润津液，一以清热行水。这是猪苓汤证和五苓散证的不同之处。

此节也见于《伤寒论》阳明篇第223条，可互相参看。

猪苓汤方

猪苓（去皮） 茯苓 泽泻 滑石 阿胶各一两

上五味，以水四升，先煮四味，取二升，去渣，内胶烊消，温服七合，日三服。

【方解】本方用阿胶以养阴润燥；用滑石、猪苓、茯苓、泽泻以去热利水。既能利水，又不伤阴，所以为治阴亏水蓄的良方。

结　语

本篇自第七节以前,专论消渴及其疑似病。除第四节肾气丸证为典型消渴病外,其余多系热病耗津蓄水一类的病变,是旁引互证,使人便于鉴别的意思。第八、十两节(第九节亦当列入消渴部分),则论述了淋病的症状和禁忌。自第十节以下则论述小便不利病。

据《巢源》《千金》的认识,消渴应是渴而不小便,也就是喝而能消的意思。其渴而小便多叫渴利,不渴而小便多的叫内消,后世渐废渴利内消等名而统名消渴。《内经》上有"心移热于肺,传为膈消""瘅成为消中""肾热病苦渴数饮身热"的记载。本篇的论述,就是从《内经》的基础上进一步发展的。后人又根据这一理论发展为三消,以热在上焦而能饮善渴为"上消";热在中焦而能食善饥的为"中消";热在下焦而能饮溲多的为"下消"。在治疗上,上中二消多以清热为主,而下消则以滋养肾阴为主,或兼用扶阳化气。篇中肾气丸就属于这一类型。

篇中小便不利部分,有因阳虚而水气不化的,如五苓散证和瓜蒌瞿麦丸证等。有因液耗而水蓄的,如猪苓汤证。其蒲灰散三方则泛指一切小便不利。淋病虽未出方,但所有小便不利诸方,对淋病亦可斟酌施用。

总之,本篇对泌尿系统病作了概括的阐述,若再结合后代著作,做进一步的研究,对泌尿系统病的证治,可能取得更明确的认识。

水气病脉证并治第十四

论七首 脉证五条 方八首

水气病在本篇内有风水、皮水、正水、石水、黄汗及五脏之水的分别,都是指有水肿症状的一类疾患而言。

从《巢氏病源》把本篇的风水、皮水、石水等证,俱列入水肿候内来看,古人所说的水气和水肿,并无明显界限。因此,水气病实包括水肿病在内。

【李批】张介宾曰:阳旺则化,而精即是气;阳衰则不化,而水即为邪。

【第一节】 师曰:病有风水,有皮水,有正水,有石水,有黄汗。风水其脉自浮,外证骨节疼痛,恶风。皮水其脉亦浮,外证胕①肿,按之没指,不恶风,其腹如鼓,不渴,当发其汗。正水其脉沉迟,外证自喘。石水其脉自沉,外证腹满,不喘。黄汗其脉沉迟,身发热,胸满,四肢头面肿,久不愈,必致痈脓。

注:"其腹如鼓"《脉经》《巢源》都作其腹如故,下从之。

【词解】①胕:作皮肤讲。

【语释】师说:由于脾肾气虚所引起的水气病,从其脉症上来分析,有风水、皮水、正水、石水和黄汗五类。风水是脾不制水而水溢皮肤,又加外感风邪而成。因邪气在表,所以脉浮。风湿相搏留于关节,所以骨节疼痛。因受风邪,所以恶风。皮水是皮肤内有水气,同样是邪感于外,所以也见脉浮。因水在皮肤,所以全身皮肤虚肿。按之陷指,于风寒无关,所以不恶风。无论风水和皮水,不发渴的,都可用发汗法治之。正水和石水,是水气在里的疾患,所以脉象都沉。但正水在上,石水在下,所以正水喘而石水不喘。黄汗,虽然也是邪气内盛而见沉脉,但其受病是寒湿从汗孔侵入,郁久化热,所以身体发热,胸部膨满,头面部和四肢都发现虚肿。如果日久不愈,必因热气过盛并发痈脓。

【按语】本节为本篇的总纲,首先把风水、皮水、正水、石水、黄汗五类,从脉症上加以分析,然后才逐节论述,随症出方。

所言"风水"和"皮水",是水气在表,所以外症均有浮肿。"石水"和"正水",是水气在里,里症也必有腹满。经文中不提风水有胕肿,正水有腹满,这都是省笔法。

【李批】风水为外邪,水在皮肤,皮水亦在皮肤,但不是风邪,正水在中腹,石水在少腹,黄汗在胸中,为瘀血与痰浊相结。

【第二节】 脉浮而洪,浮则为风,洪则为气。风气相搏,风强则为瘾疹,身体为痒,痒为泄风,久为痂癞。气强则为水,难以俛^①仰。风气相击,身体洪肿,汗出乃愈,恶风则虚,此为风水。不恶风者,小便通利,上焦有寒,其口多涎,此为黄汗。

【词解】①俛:同俯。

【语释】脉象浮而洪,浮为受风,洪为气盛,这是风与气两相搏击的现象。若风强于气,则侵于血分而发为瘾疹,使身体作痒,痒是风邪向外透达的表现,名为泄风,或叫风烂疮。若病久不愈,便成为疥癣、疠癞一类的皮肤病。若是气强于风,则气化为水而为水气病,使人难以俯仰。风与气纠结不散,便成为全身肿胀的风水病。如果患者汗出,风与气都可因汗出而解。若恶风是表虚的现象,这也是风水病。若不恶风的是无表证,小便通利是无水患,而口中涎沫多,这是上焦有寒、寒水外侵、肺气不宣的黄汗病。

【按语】本节可分五段。自起首至"风气相搏"为第一段,专言脉象;自"风强则为瘾疹"至"久为痂癞"为第二段,是说明病势的转归;"气强则为水,难以俛仰"二句为第三段,是谈里水的成因。"风气相击"至"此为风水"为第四段,是以"黄汗"和"风水"来作鉴别;自"不恶风者"以下为第五段,是说明黄汗的症状。

【李批】泄风亦见于《素问·风论》:外在腠理,则为泄风。痂癞系皮炎之变。

【第三节】 寸口脉沉滑者,中有水气,面目肿大,有热,名曰风水。视人之目裹上微拥,如蚕新卧起状,其颈脉动,时时咳,按其手足上,陷而不起者,风水。

注:裹,《灵枢》作窠,当从之。

蚕,《脉经》《千金方》《外台》均无此字,当删之。

【语释】有寸口脉沉滑的水气患者,因中有水气,所以面目肿大,身上发热,这叫作风水。诊断时,看他的眼眶微肿,像睡眠后刚起床的样子,颈前两旁的脉管有明显的跳动,时常咳嗽,这是水气上犯的症状。若手足有明显的浮肿,按之陷而不起,因此,可知脉沉是因肿的关系,并非真沉,这仍是风水证。

【按语】风水其脉自浮,但肿得严重时,皮肤臃肿则浮象不显,若仍见浮脉,那就是"水病脉出"的死证。因此,临床要辨证审因,通权达变,不可拘泥脉象。

【第四节】 太阳病,脉浮而紧,法当骨节疼痛,反不疼,身体反重而酸,其人不渴,汗出即愈,此为风水。恶寒者,此为极虚,发汗得之。渴而不恶寒者,此为皮水。身肿而冷,状如周痹,胸中窒不能食,反聚痛,暮躁不得眠,此为黄汗。痛在骨节,咳而喘,不渴者,此为脾胀,其状如肿,发汗即愈。然诸病此者,渴而下利,小便数者,皆不可发汗。

注:脾胀,旧注多作肺胀。

【语释】太阳病,脉浮而紧,若是伤寒,便应当骨节疼痛。今反不疼,而感到身体酸重,这是风邪内合水气,浸淫于肌肤的风水病。病不在里,所以口不发渴,使之汗出就可痊愈了。若感到恶寒的,是由于汗出太过,表阳虚极所致。若口中发渴而不恶寒,则较风水深入,叫作皮水。它的症状是身体肿胀而冷,外形像周痹。若胸中闷塞而不能进食,反有内热壅聚而作痛,到晚间便躁扰不安的,这是水寒外侵,内热不能宣达的黄汗病。在关节部位,要感到疼痛。若咳嗽而且喘闷,不发口渴身形如肿的,这是水寒侵肺,气攻于表的肺胀,发汗解表便能病愈。假若有这些症状的患者,如果口渴而且泄泻,又加小便频数的,津液已经受伤,就不宜于发汗了。

【按语】本节是在辨别风水的基础上,指出风水、皮水、黄汗三症的特点,以及治疗中应当注意的事项。从其辨证上看,可知风水是风邪与水气合而为患;皮水是病在皮中而与风邪无关;黄汗则是由于水寒外侵,内热郁遏的病变。

【第五节】 里水者,一身面目黄肿,其脉沉,小便不利,故令病水。假如小便自利,此亡津液,故令渴也,越婢加术汤主之。方见下。

【语释】有里水的患者,因病邪在里,故水气外溢于表,则身体面目色黄而肿,脉象见沉。这是由于小便不利,以致水停外溢,而为水病,应用越婢加术汤,以散其水。如果既有前症又加小便自利,这是水邪外溢,津液内耗,所以令人发渴。

【按语】本节所言症状,很像皮水,越婢加术汤能健脾解表以散水,也像是皮水的证治。

【第六节】 趺阳脉当伏,今反紧,本自有寒,疝瘕腹中痛,医反下之,下之即胸满短气。

【语释】 趺阳是胃脉,胃属中土,而水气病正是土衰水盛的结果,所以水病患者趺阳脉应沉伏。若不浮而反见紧象,这是患者旧有中寒、疝瘕、腹痛等证,而医生不知用温药治疗,反用攻下药,因此中阳更虚,寒水上泛,必出现胸部满闷和气息不足的症状。

【第七节】 趺阳脉当伏,今反数,本自有热,消谷,小便数,今反不利,此欲作水。

【语释】 趺阳脉若不见伏而反见数,这是患者旧有内热,当有消谷善饥和小便频数等症状。今反见小便不利,则水无去路,这是将要转为水病的征兆。

【按语】 这是指出两例旧有宿病的水病患者,除从脉诊上,说明它的病机外,并指出误治后的转归,示人在临床时知所变通,莫为假象所惑。

【第八节】 寸口脉浮而迟,浮脉则热,迟脉则潜,热潜相搏,名曰沉;趺阳脉浮而数,浮脉即热,数脉即止,热止相搏,名曰伏;沉伏相搏,名曰水;沉则络脉虚,伏则小便难,虚难相搏,水走皮肤,即为水矣。

注:此节文义不属,存疑。

【第九节】 寸口脉弦而紧,弦则卫气不行,即恶寒,水不沾①流,走于肠间。

【词解】 ①沾:当滋润讲。

【语释】 寸口脉弦而紧,弦紧是卫气不能外达,所以恶寒。卫气不行,则水亦不能随卫气滋润周身,又不能从三焦流入膀胱,必走于肠间而变成腹水。

注:此节疑有脱简。

【第十节】 少阴脉紧而沉,紧则为痛,沉则为水,小便即难。

注:原本与下第十一节为一节,据《金匮要略心典》改为两节。

【语释】 少阴肾,为寒水之脏,若脉见沉紧,紧是寒邪在表,所以骨节作痛,沉是水盛阳衰,不能行气化水,所以小便困难。

【按语】本节把阴寒与水湿互相搏结,以致气化不利的蓄水证,作了脉象和病理上的解释。从"小便即难"一句,可以看出病邪在下焦。

【第十一节】 脉得诸沉,当责有水,身体肿重。水病,脉出者死。

【语释】沉是阴盛的脉象,水性属阴,所以见到沉脉,就可知是水气病。水性壅滞,因而患者应有肿胀和全身沉重的症状。如果已患水病,脉象反见浮而无根的,这是元气脱绝的死证。

【按语】脉沉为阴盛,所以正水、石水、风水、皮水等都有沉脉。

"脉出者死",指浮而无根言,与《伤寒论》少阴病"服汤脉暴出者死"的病机基本相同。但彼是由不见而突出,此是浮盛于外,而沉取无根,稍有差别。

【第十二节】 夫水病人,目下有卧蚕,面目鲜泽,脉伏,其人消渴。病水腹大,小便不利,其脉沉绝者,有水,可下之。

【语释】有水气病的人,水邪弥漫,浸淫于皮肉之间,下眼胞必微肿,像卧蚕一样,面目的颜色也很光亮润泽。由于荣卫被水气壅遏,则脉象见伏,阳气郁而为热,则口渴多饮。这都是水病的征象。凡是水病患者,腹部胀大,小便不利,脉象又沉绝如无的,这是水邪在里,可用利水剂下之。

【按语】此为正水病申述其脉症和治法。至于"可下之"一句,是在水积过甚的情况下提出的,否则唯宜温化行水,不可轻用攻下。

【第十三节】 问曰:病下利后,渴饮水,小便不利,腹满因肿者,何也? 答曰:此法当病水,若小便自利及汗出者,自当愈。

【语释】问:患泄下病以后,口渴饮水,小便不通利,腹部胀满而周身发肿的,这是什么道理呢? 师说:这是要发生水肿病的象征。因为下利后阴虚津伤,所以想喝水解渴,但脾土已虚,不能制水,以致水入后不能吸收,积于腹中则为胀满,泛溢周身,则为水肿。如果脾阳恢复,小便通利或能汗出,是水有出路,便会不治自愈。

【按语】本节和上节是一虚一实的对比,并说明了发汗和利小便是治水肿的大法,不过对脾阳太虚的,应当等待脾阳自行恢复,或温补脾阳,以恢复其健运机能,使其小便自利,汗自出,不应强发其汗或利其小便。

【第十四节】 心水者,其身重而少气,不得卧,烦而躁,其人阴肿。

【语释】心水的患者,心气先衰,心阳被郁,所以身体重滞而且呼吸短促。心气被抑而不畅,则烦躁不安,不得卧寐。心阳不能下降,则肾水不行而为阴囊肿大。

【第十五节】 肝水者,其腹大,不能自转侧,胁下腹痛,时时津液微生,小便续通。

【语释】肝水的患者,因为水在肝而侵及脾,必致脾阳受困,气化不行,所以腹部胀大,身体不能转侧。又因肝脉出于胁部,所以胁腹胀痛。肝主疏泄,水邪随气上下,上则津液微生,下则为小便续通。

【第十六节】 肺水者,其身肿,小便难,时时鸭溏。

【语释】肺水的患者,肺气受伤,肺伤则不但不能通调水道,下输膀胱,反能造成水气乱行的局面,所以在外则为水肿,在内则为小便困难、大便溏泻等症状。

【第十七节】 脾水者,其腹大,四肢苦重,津液不生,但苦少气,小便难。

【语释】脾主腹而气行四肢,所以脾水的患者腹部胀大,四肢重滞。脾病则不能输津液于肺,所以津液缺乏,气息不足;水气不利,所以小便感到困难。

【第十八节】 肾水者,其腹大脐肿,腰痛不得溺,阴下湿如牛鼻上汗,其足逆冷,面反瘦。

【语释】身半以下,肾气主之,所以肾水病的患者出现腹部肿大、脐部肿、腰痛、不得小便,以及前阴部湿润和足部发冷等阴盛症状。在阳位的面部,反因阳衰而枯瘦。

【按语】以上五节,是在四类水气病以外,又分析了五脏之水的症状,使人按其不同症状,予以分别治疗。

痰饮篇内,对五脏证候言"水在某脏",本篇则言"某脏水"。所言"水在某脏",是由水饮影响了某脏的功能;所言"某脏水",是由某脏先衰而引起水气病。前者重在邪盛,后者重在正虚,病机自不相同。

【第十九节】 师曰:诸有水者,腰以下肿,当利小便;腰以上肿,当发汗乃愈。

【语释】师说:凡是有水气病的人,腰部以下肿的,是水气在下,应当利其小便,使水气从小便排出;腰部以上肿的,是水气在外,应当发汗,使水气从汗排出,其病自愈。

【按语】本节申明水气病的治疗大法,也就是《内经》上"开鬼门,洁净府"的意思。因风水、皮水、正水和石水,归纳起来,只有表里两大类别。在表者,应从汗解;在里者,应从小便解,这是治水气病的不易法门。至于方剂药物,则应根据病情,灵活运用。

【第二十节】 师曰:寸口脉沉而迟,沉则为水,迟则为寒,寒水相搏;趺阳脉伏,水谷不化,脾气衰则鹜溏①,胃气衰则身肿;少阳脉卑,少阴脉细,男子则小便不利,妇人则经水不通,经为血,血不利则为水,名曰血分。

【词解】①鹜溏:与鸭溏同,就是所排泄的粪便像鸭屎一样,属于寒泄的一种。

【语释】寸口的部位属阳,其脉象沉而迟,沉主有水,迟主有寒,这是阳衰水盛的表现。趺阳为胃脉,若伏而不起,是脾胃不足,消化失职,所以水谷不化。脾主里,脾衰则水粪杂下,形如鸭屎;胃主外,胃衰则水行于表而身肿。少阳主行水道,少阴主通地道,今少阳脉卑,所以男子就小便不利;少阴脉细,所以女子就月经不通。经血不通则化为水,这样得的病,应属于血分。

【按语】本节可分为三段。起首至"寒水相搏"为第一段,是从脉诊审察水病;自"趺阳脉伏"至"胃气衰为身肿"为第二段,是说明由于胃气虚弱所引起的水肿症;自"少阳脉卑"以下为第三段,是说明同为水病,亦有水分和血分的区别。

【第二十一节】 问曰:病者苦水,面目身体四肢皆肿,小便不利,脉之,不言水,反言胸中痛,气上冲咽,状如炙肉,当微咳喘,审如师言,其脉何类? 师曰:寸口脉沉而紧,沉为水,紧为寒,沉紧相搏,结在关元,始时当微,年盛不觉,阳衰之后,荣卫相干,阳损阴盛,结寒微动,肾气上冲,喉咽塞噎,胁下急痛。医以为留饮而大下之,气系不去,其病不除;后重吐之,胃家虚烦,咽燥欲饮水,小便不利,水谷不化,面目手足浮肿;又与葶苈丸下水,当时如小差,食饮过度,肿复如前,胸胁苦痛,象若奔豚,其水扬溢,则浮咳喘逆。当先攻击冲气,令止,乃治咳,咳止其喘自差,先治新病,病当在后。

注:始时当微,《金匮要略心典》"当"改为"尚"字,下从之。

【语释】问:病者患水气病,面目身体四肢都浮肿,小便不利,师按脉诊察的时候,病人不说有水病,反说胸中痛,有气上冲至咽部,像有炙肉阻塞着一样,师认为这是冲气上逆的表现,应当有微微的咳嗽和气喘,症状和师言都相符合,在脉象上怎样能诊查出来呢? 师说:寸口脉沉而紧,沉是水,紧是寒,这是水寒为害,起初是从下焦(关元)开始,病势还很轻微。在壮年时体力壮实,没有什么感觉,及至老年阳衰,荣卫已虚,阴气渐盛,下焦之水寒逐渐活动,与肾中阴寒之气相并而上,冲至咽喉,则气不通利,并牵及两胁,拘急作痛。医家不知这是冲气上逆的寒水为患,竟以为是留饮,误用攻下,结果正气被其所伤而冲气不止,更认为病邪不除,是病在上焦,又重用吐剂损伤胃气,因而出现气虚烦闷、喉中干燥意欲喝水、小便不通利、水谷不化和面目手足都见浮肿等症状。医者又用葶苈丸下之,当时因水泄后,病势略减,一遇饮食过量时,便肿复如前,胸胁感到疼痛,形如奔豚一样,水气上逆则咳嗽喘急。这种病应当先治其冲气,冲气止后,再治其咳嗽,咳嗽止后喘急也能自除。总之,要先治新病,后治旧病,这才是正确的治疗步骤。

【按语】此节是申明正水之成因,以及在误治当中所出现的一些变证和兼证,并在治疗次序上也指出来"先治新病,后治旧病"的原则。与脏腑经络篇内"先治卒病,后治痼疾"的意义相同。

【第二十二节】 风水脉浮,身重,汗出恶风者,防己黄芪汤主之,腹痛加芍药。

【语释】风水病是风邪和水邪结合而成的,所以脉象浮,怕风,身体感到沉重。汗出是表虚所致,应当用防己黄芪汤主治。若兼腹痛,是中气不和,可加芍药以调之。

【按语】此节又见于痉湿暍篇,不同处只在节首"风湿"和"风水"的差别。但由于水与湿在性质上并无多大悬殊,所以均用防己黄芪汤主治。

防己黄芪汤方

防己一两　黄芪一两一分　白术三分　甘草半两(炙)

上剉,每服五钱匕,生姜四片,枣一枚,水盏半,煮取八分,去滓,温服,良久再服。

【方解】见痓湿暍篇。

【第二十三节】　风水恶风,一身悉肿,脉浮不渴,续自汗出,无大热,越婢汤主之。

注:不渴,尤在泾云或作"而渴",下从之。

【语释】风水病的患者,怕风冷,全身都见浮肿的是风邪较重的原因;脉浮而见口渴,是风热内炽的表现;续自汗出,是热气尚能外达,所以身无大热,应以除热祛风的越婢汤主治。

【按语】此节与上节都有脉浮汗出恶风的症状,但上节有"身重",此节是"一身悉肿",病机自不相同。从"无大热"一句,可以看出必有微热存在,所以主用祛风清热之剂。

越婢汤方

麻黄六两　石膏半斤　生姜三两　甘草二两　大枣十五枚

上五味,以水六升,先煮麻黄,去上沫,内诸药,煮取三升,分温三服。恶风者,加附子一枚(炮);风水,加术四两。《古今录验》。

【方解】本方用麻黄散水祛风,石膏清热,甘草、姜、枣以和中,合以散邪、清热、调中、益胃之品。恶风是阳虚卫弱,所以加附子;因系水气病,故加术以培脾祛湿。

【李批】周岩曰:赵氏云恶风者阳虚,故加附子以入阳,然则舍附子则有亡阳之祸,岂果为祛风哉?

【第二十四节】　皮水为病,四肢肿,水气在皮肤中,四肢聂聂①动者,防己茯苓汤主之。

【词解】①聂聂:是形容肌肉牵动的样子。

【语释】皮水病,是水气溢于皮肤之中,所以四肢浮肿,并有肌肉牵动的意思,应用防己茯苓汤主治。

【按语】本节是承接首节的皮水病而出其方治。

防己茯苓汤方

防己三两　　黄芪三两　　桂枝三两　　茯苓六两　　甘草二两

上五味,以水六升,煮取二升,分温三服。

【方解】防己、茯苓能祛除水气;桂枝得茯苓不发表而能行水;再配合黄芪、甘草,更能助肌表之气,以增强防己、茯苓的疗效。

【第二十五节】　里水,越婢加术汤主之,甘草麻黄汤亦主之。

【语释】里水证,应根据其不同情况而施治。兼内热的,则用越婢加术汤;无内热的,则用甘草麻黄汤。

【按语】此节一证提出两方,是示人随症施治,知所变通的意思。"里水"就是上文"一身面目黄肿,脉沉小便不利"的病变,故用越婢加术汤以培脾制水,或用甘草麻黄汤以解表祛水。

越婢加术汤方

见上,于方❶内加白术四两,又见脚气中。

甘草麻黄汤方

甘草二两　　麻黄四两

上二味,以水五升,先煮麻黄,去上沫,内甘草,煮取三❷升,温服一升,重覆汗出;不汗再服,慎风寒。

【方解】本方益中气,散风湿,能使水从表散。

【李批】里水,《千金》作"裹水"。盖"里"繁体作"裏",与裹形似而讹。其所以称为里水,可能因风水、皮水皆病因在外,其脉浮,而里水脉沉软? 其与石水、正水相别,则因石水小腹满,正水大腹满,而里水是周身肿。

【第二十六节】　水之为病,其脉沉小,属少阴,浮者为风,无水虚胀者为气。水发其汗即已。脉沉者,宜麻黄附子汤;浮者,宜杏子汤。

【语释】患水气病的,脉象沉而小,属于少阴肾。脉浮为风,若无水而虚胀的为气分病。水病发汗便能治好。脉沉的是病在少阴,应兼助肾阳,用麻黄附子汤;脉浮的是风水,应兼舒肺气,应用杏子汤。

【按语】这是为肾水病出其方治,并以风水气胀来作对比,使人容易鉴别。

---

❶　方:邓本阙如。
❷　三:邓本漫漶。

麻黄附子汤,原载《伤寒论》少阴篇,称为麻黄附子甘草汤。

麻黄附子汤方

麻黄三两　甘草二两　附子一枚(炮)

上三味,以水七升,先煮麻黄,去上沫,内诸药,煮取二升半,温服八分,日三服。

【方解】本方用麻黄发表,附子扶阳通经络,甘草和中,系合为阳虚而有水邪的主治方剂。

杏子汤方

未见,恐是麻黄杏仁甘草石膏汤。

【第二十七节】　厥而皮水者,蒲灰散主之。方见消渴中。

【语释】既有四肢厥逆,而又患皮水者,这是肌表的水邪过盛,使体内的阳气,不能达于四肢的缘故。用蒲灰散去其水,则厥证自愈。

【按语】此节指出皮水的变证,并出其方治。

【第二十八节】　问曰:黄汗之为病,身体肿一作重,发热,汗出而渴,状如风水,汗沾衣,色正黄如柏汁,脉自沉,何从得之?师曰:以汗出入水中浴,水从汗孔入得之,宜芪芍桂酒汤主之。

【语释】问:黄汗这种病,身体浮肿,发热汗出而口渴,症状好像是风水。但这种病出黄汗,能沾染衣服,如黄柏汁一样,脉象沉。这病是怎样得的呢?师说:这是在出汗时,到冷水中去洗浴,寒水从汗孔渗入皮内,郁而成热,湿热相熏蒸而成的,应用芪芍桂酒汤主治。

【按语】这是承接首节的黄汗证,申述其病理、治法及与风水病的鉴别。黄汗病的"身体肿"是水气滞于皮肤;"发热"是寒水郁久化热;"汗出而渴"是热气内蒸,津液外泄的原因。这与风水证风邪外盛,有表证的不同。所以风水脉浮而恶风,黄汗则脉沉而不恶风。但黄汗的形成,也不要局限于"汗出入水",凡是汗液滞于肌肉化为郁热的,都能成为黄汗。

黄芪芍药桂枝苦酒汤方

黄芪五两　芍药三两　桂枝三两

上三味,以苦酒一升,水七升,相和,煮取三升,温服一升,当心烦,服至六七日乃解。若心烦不止者,以苦酒阻故也。一方用美酒醯代苦酒。

【方解】黄芪、桂枝能解肌,以祛湿外出,芍药能清营分之郁热,苦酒能摄敛汗液,合用能使营卫畅达而病自愈。

【第二十九节】 黄汗之病,两胫自冷;假令发热,此属历节;食已汗出,又身常暮盗汗出者,此劳气也。若汗出已,反发热者,久久其身必甲错,发热不止者,必生恶疮;若身重,汗出已辄轻者,久久必身瞤,瞤即胸中痛,又从腰以上,必汗出,下无汗,腰髋弛痛,如有物在皮中状,剧者不能食,身疼重,烦躁❶,小便不利,此为黄汗,桂枝加黄芪汤主之。

【语释】黄汗这种病,两胫部发凉,是阳气被郁而不能下达的缘故。若两腿发热的,就属于历节病,不是黄汗了。饭后出汗,晚间睡后也常盗汗的,这是荣气内盛,属于虚劳。若汗出后,反更加发热的,是内热不能因汗而解,熏灼日久,能使肌肤枯槁,以致生成恶疮。若身体重滞,每逢汗出后觉轻的,日久必因阳气耗散,而发现肌肉牵动,牵动时则连及胸部作疼。又由于阳气不能下达,自腰以上有汗,以下则无汗,同时,腰腹部也酸软无力和疼痛。湿邪瘀滞在皮肤内,故皮肉好像有虫在爬行一样。若严重的则胸中滞塞不能吃饭,身体也重滞作痛。心阳被阻,则烦而且躁。下焦闭塞,则小便不通。这都是黄汗所应有的症状,应用桂枝加黄芪汤主治。

【按语】此节又承上节做了进一步的阐述。上节是与风水病做对比;此节是以两胫自冷与历节病做鉴别,并对病情的发展变化加以详细的说明。

桂枝加黄芪汤方

桂枝三两　芍药三两　甘草二两　生姜三两　大枣十二枚　黄芪二两

上六味,以水八升,煮取三升,温服一升,须臾,饮热稀粥一升余,以助药力,温复取微汗;若不汗,更服。

【方解】桂枝汤是调和营卫的方剂,但其力量薄弱,不能尽逐肌表之邪,所以又加善走皮肤的黄芪,以助其用。上方用苦酒,是重在酸收;本方加黄芪,是助其发散。

【第三十节】 师曰:寸口脉迟而涩,迟则为寒,涩为血不足;趺阳脉微而迟,微则为气,迟则为寒。寒气不足,则手足逆冷。手足逆冷,则荣卫不利。营卫不利,则腹满胁鸣相逐,气转膀胱,荣卫俱劳;阳气不

146

❶ 躁:邓本作燥。

通即身冷,阴气不通即骨疼;阳前通则恶寒,阴前通则痹不仁;阴阳相得,其气乃行。大气一转,其气乃散,实则失气,虚则遗溺,名曰气分。

【语释】师说:寸口的脉象迟而涩,迟是寒,涩是血不足;趺阳的脉微而迟,微是谷气不足,迟是脾胃虚寒。既有寒而气又不充足,手足就逆冷。由手足逆冷,证明其荣卫不能通利。由于中焦虚寒,所以腹部胀满,两胁也有寒气攻冲而作响声,并能连及膀胱而为遗尿。若荣卫俱虚,阳气不能流行,就觉身冷。阴气不能流行,筋失濡养,就骨节疼痛。阳气前通,阴气无阳不能温煦分肉便怕冷;阴气前通,阳气失阴肌肉得不到滋养,便麻木不仁。只有阴阳相得,荣卫才能正常运行,故大气一流转,寒气就自然消散,实证则邪从后阴失气而消,虚证则邪随前阴遗尿而愈。这是属于气分病。

【按语】此节虽结合各家注解作出语释,但对其基本意义,尚欠明确。陈修园认为这是阐述"胀病"和"单臌"的成因和治法。是否正确,有待今后研究。

【第三十一节】 气分,心下坚大如盘,边如旋杯,水饮所作,桂枝去芍药加麻辛附子汤主之。

【语释】寒气乘阳虚而结于气分,在心下部位有坚硬病块如盘一样大,边缘像圆杯那样,这是因寒而发作的水饮病,受病之原在于阳虚,应用桂枝去芍药加麻黄附子细辛汤主之,以温养阳气。

桂枝去芍药加麻辛附子汤方

桂枝三两　生姜三两　甘草二两　大枣十二枚　麻黄　细辛各二两　附子一枚(炮)

上七味,以水七升,煮麻黄,去上沫,内诸药,煮取二升,分温三服,当汗出如虫行皮中即愈。

【方解】这是辛透温化的方剂,意在温养荣卫,发散寒邪,使阴阳和调,气化通畅,机体本能加强,则水饮自除。

【第三十二节】 心下坚大如盘,边如旋盘,水饮所作,枳术❶汤主之。

【语释】心下坚硬如盘,边缘也如盘,这是由于水饮蓄积而成的,应用枳术

❶ 术:邓本作木。

汤调治。

【按语】以上两节,除前节多"气分"二字外,所述症状基本相同。但在治疗上,一则温化行水,一则健脾除痞。我们根据药效分析,前者当有恶寒发热的表证,故以麻、桂、细辛解表;后者则以腹胀为主,故用枳、术健脾消胀。

枳术汤方

枳实七枚　白术二两

上二味,以水五升,煮取三升,分温三服,腹中软即当散❶也。

【方解】白术健脾强胃,枳实消痞散结气,脾强气顺,则水饮自除。

附方

《外台》防己黄芪汤

治风水,脉浮为在表,其人或头汗出,表无他病,病者但下重,从❷腰以上为和,腰以下当肿及阴,难以屈伸。方见风湿中。

结　语

本篇所论述的水气病,从其论证上看,与痰饮有些相同。但痰饮诸病,多因脾胃阳虚,水饮不化,多结聚肠胃胸膈之中;水气诸病,或兼外感,或因沉寒积冷所致,多弥漫于全身肌肤。所以治痰饮多用温阳利水之剂,治水气则多表里分消之法。这是这两种病的不同处。

水气病的证候,据本篇所载,可以知其梗概:如身体面目悉肿,骨节疼痛,恶风的为风水;皮水证同风水,唯以无汗不恶风为异;正水是肤肿且喘,脉搏沉迟;石水肿在少腹,脉沉不喘,身体肿而发热;黄汗则汗出沾衣,如黄柏汁。风水、皮水属表其脉浮;正水、石水属里其脉沉或沉迟;黄汗则表里俱病,尤以里为甚,故脉亦沉。凡此五种,或兼表证,或不兼表证,或盛于上,或盛于下,或挟热,或不挟热,详参脉症,才能有明确的分析。

在治疗方面,仲景提出"腰以下肿,当利小便;腰以上肿,当发汗乃愈"的水气病的治疗原则。据此,可知风水、皮水当汗;正水、石水当温化利水,以通小便;黄汗既属表里俱病,则以和阴阳通荣卫为主要治法;至于水气作胀的变证,治法上一主温散,一主调中,变证不同,治法亦异,从中可体会到"辨证论治"的主导作用。

---

❶ 散:邓本漫漶。
❷ 从:邓本前有故知二字。

黄疸病脉证并治第十五

论二首　脉证十四条　方七首

黄疸包括谷疸、酒疸、女劳疸等几种不同病型。本篇对这几种黄疸的脉因证治,都作了扼要的论述。

黄疸的形成,皆由湿热熏蒸而致,但其中也有由于郁热熏灼瘀血而致的。由于湿热熏蒸而致的,多小便不利。郁热熏灼瘀血而致的,多小便自利。这是在学习本篇时应当注意的一点。

【第一节】　寸口脉浮而缓,浮则为风,缓则为痹,痹非中风,四肢苦烦,脾色必黄,瘀热以行。

【语释】寸口脉浮而缓,浮是风邪外袭的脉象,缓是湿热痹闭的脉象。但此所谓痹和"风寒湿合而为痹"的痹病不同。风寒湿的痹是四肢疼痛或四肢不仁。此则是湿热郁闭于脾,脾主四肢,所以四肢苦烦。脾色黄,脾家的瘀热,熏蒸于肌肉,所以全身发黄。

【按语】此节说明发黄不离湿热,并指出发黄的脉象。《伤寒论》说"脉浮而缓,此为系在太阴,太阴当身发黄",可以参看。

【第二节】　趺阳脉紧而数,数则为热,热则消谷;紧则为寒,食即为满。尺脉浮为伤肾;趺阳脉紧为伤脾。风寒相搏,食谷即眩,谷气不消,胃中苦浊,浊气下流,小❶便不通,阴被其寒,热流膀胱,身体尽黄,名曰谷疸。额上黑,微汗出,手足中热,薄暮即发,膀胱急,小便自利,名曰女劳疸。腹如水状,不治。心中懊侬而热,不能食,时欲吐,名曰酒疸。

【语释】趺阳脉以诊脾胃,若趺阳脉紧而数,数是胃热,胃热则食欲旺盛;紧为脾寒,脾寒则不能运化。能食而不能化,就要发满,满则生湿。胃热脾湿是形

---

❶　小:邓本原作不。

成黄疸的主要因素。尺脉以诊肾,肾脉见浮,是肾伤而生热,趺阳脉见紧,是脾伤而生湿,湿热相合,也是黄疸的主要因素。在脾胃来说,胃家有热,热势弛张,是风的属性;脾家有湿,湿性凝滞,是寒的属性。风寒相搏,进食以后,不能及时消化,停于胃中而为浊。浊气阻于上,则头目眩晕;流于下则小便不畅,形成内脏湿盛。湿郁化热,湿热流入于膀胱,蒸发于体外,则全身上下尽成黄色,这叫作谷疸。若因房欲过度,肾气内伤,则黑色见于额上。瘀热内蒸,所以微汗出而周身发黄。病在阴分所以手足心热,薄暮即发。肾与膀胱相表里,肾伤则膀胱受累而拘急;但病不在膀胱,所以小便仍然通利。这叫作女劳疸。若腹部肿胀如有水状,是肾脏的阴阳俱伤,故为不治的死证。又有湿热结聚于胃中而发黄的。浊气熏于上则心中懊侬,痞于中则不能食,不得下出,势欲上越则欲吐。这是由于平素嗜酒的缘故。因酒性湿,脾为湿困,因而熏蒸成为黄疸,这叫酒疸。

【按语】此节承上节说明发黄的病理,又区分了谷疸、女劳疸、酒疸三种病的原因和主症。谷疸的主症为食即头眩,而关键在于小便不通。这是因为湿热不得从小便出,所以必然熏蒸发黄。《伤寒论》说"小便利者,不能发黄",就是这个道理。

女劳疸由于房劳伤肾,欲火结聚,主症为额上黑,手足心热,薄暮即发,膀胱急,小便自利,而特征则为额上黑。因为黑为肾色,肾病故黑色外见。《巢源》谓:"大劳大热而交接,竟入水所致也",在大劳大热时交接,则肾气更易耗损,又被寒水所激,湿热内郁,故容易形成女劳疸。

酒疸是由于酒客内伤,主症为心中懊侬。《巢源》谓"虚劳之人,若饮酒多进谷少者,则胃内生热,因大醉当风入水,则身目发黄,心中懊侬",这说明了酒疸的成因。

总之,形成黄疸的主要因素是"湿热内郁"。但根据不同体质,表现为不同病变。如脾胃素有郁热,湿热相蒸不能消谷而发为黄疸的就为谷疸。如房欲过度,肾阴素虚,湿热郁蒸,影响到肾而发为黄疸的就为女劳疸。若素日嗜酒,湿热内盛,郁蒸而成黄疸的就为酒疸。症状虽不同,但病理是一致的。

【第三节】 阳明病,脉迟者,食难用饱,饱则发烦,头眩,小便必难,此欲作谷疸。虽下之,腹满如故,所以然者,脉迟故也。

【语释】阳明病是胃家实,若见迟脉,是虽有腹满的实证,却见胃寒的脉象,说明"胃实"是不能运化的缘故。因寒则食物不易消化,所以食难用饱,饱则壅塞成实,必觉烦闷。清气不能上行则头眩。浊气不能下降则小便必难。烦必化热,小便难则湿邪潴留,这就是将作谷疸的先兆。这种虚寒腹满,只可温中健脾,不可用下法。强下之,腹满总能渐减,不久则腹满如故。原因是虚寒不能运化,而不是有食物结滞的缘故。

【按语】此节是虚寒性的谷疸,和第二节的谷疸病情不同。第二节是脾寒胃热,而此节是脾胃都不足,这是谷疸的两种病型。首先提出"脉迟",使人在临床上有所鉴别。

【第四节】 夫病酒黄疸,必小便不利,其候心中热,足下热,是其证也。

【语释】患酒黄疸的病人,必小便不利。酒性湿热,湿热不能从小便外出,就熏蒸于上而为心中热,流于下而为足下热,这都是酒疸的主要证候。

【第五节】 酒黄疸者,或无热,靖言了了❶,腹满欲吐,鼻燥。其脉浮者,先吐之;沉弦者,先下之。

注:原本"靖言"下无"了了"二字,作小腹满,今据《金匮要略心典》本改。《千金》《外台》靖作静。

【语释】酒疸病,也有阳衰阴盛的,心中不觉热,因而心神安静,言语清爽,但有腹痛欲吐的现象,这是湿邪阻滞中焦的缘故。因湿邪阻滞,津液不能上蒸故鼻燥。根据欲吐的病情,当用吐法;根据腹满的症状,当用下法。若脉浮是病机向上向外,应先用吐法;若脉沉弦是病机向下,应用下法。

【按语】上节是酒疸的正证,此节是酒疸的变证。"或无热"是指上节心中热和足下热说的;"靖言了了"是由于心中无热的缘故。据此,则上节当有言语不了了的症状。

【第六节】 酒疸,心中热,欲吐❷者,吐之愈。

【语释】酒疸病,心中发热,想吐的,是邪欲上出。采用吐法以因势利导,即可痊愈。

【按语】以脉象观察,"脉浮者先吐之",从病情观察,"欲吐者,吐之愈",都是顺应病情和机体的自然趋势来进行治疗,也就是《灵枢》"临病人问所便"的

---

❶ 靖言了了:邓本作靖言了。

❷ 吐:邓本作呕。

精神。

【第七节】 酒疸下之,久久为黑疸,目青面黑,心中如噉蒜齑状,大便正黑,皮肤爪之不仁,其脉浮弱,虽黑微黄,故知之。

【语释】酒疸病不应下而反下之,则湿热乘虚陷入血分,渐渐变成黑疸。于是血液渐郁,见眼目发青,颜面发黑,大便也变为黑色。因血液瘀滞,不能荣养皮肤,就木钝不仁。原来的"心中懊憹而热",由于下后正气衰弱,病邪继续发展,就转变的像吃了辛辣的蒜齑一样。原来的"脉浮",由于下后正虚,也浮中见弱。脉症经过一系列的变化,酒疸的症状已模糊不清,但仔细观察,黑中微带黄色,且心中有如噉蒜齑的感觉,所以仍然知道是酒疸的变证。

【按语】根据《巢源》《千金》记载,凡黄疸日久,都能变成黑疸,不单是酒疸误下。酒疸误下很容易和女劳疸混同,酒疸下之"大便正黑",女劳疸也说"大便必黑",酒疸说"足下热",女劳疸也说"足下热"。因为酒疸误下则伤阴,女劳疸是房欲过度伤阴,同属伤阴,所以二者见症多同。所不同的是酒疸下后心中如噉蒜齑状,小便不利;女劳疸膀胱急,小便自利,所以治酒疸以心胃为主,治女劳疸以肾为主。

【第八节】 师曰:病黄疸,发热烦喘、胸满口燥者,以病发时,火劫其汗,两热所得。然黄家所得,从湿得之,一身尽发热而黄。肚热,热在里,当下之。

【语释】师说:病人全身发黄,又兼有发热、烦、喘、胸满、口燥等症状的,这是风邪初感时用火劫法发汗,风是阳邪,又用火劫,则风火熏灼,两热相合,瘀蒸而成黄疸。然黄疸的形成,必有湿邪,湿热熏蒸,才能使一身发热色黄。从腹部热的较重,可知热邪在里,应用下法先去其热。

【按语】这是外感误成黄疸,提出来和黄疸作区别。《伤寒论》说:"太阳病中风,以火劫发汗,邪风被火热,血气流溢,失其常度,两阳相熏灼,其身发黄",又说"腹满、微喘、口干咽烂",均与此节略同。可知此乃两热相合所致,和杂病的黄疸不同,临床上应加以分别。

【第九节】 脉沉,渴欲饮水,小便不利者,皆发黄。

【语释】脉沉为病在里。渴欲饮水为里有热,再加小便不利,则水郁于里,蒸而为湿,湿热相合必发黄疸。

【按语】此证和五苓散证类似。唯五苓散证脉浮发热,是热发于外。此证脉沉无热,是热闭于里。五苓散之渴与小便不利是阳虚停水,此证之渴与小便不利是湿热郁遏,这是发黄与不发黄的关键所在。

【第十节】 腹满,舌痿黄,躁❶不得睡,属黄家。舌痿疑作身痿。

【语释】腹部发满必生湿,湿邪阻滞,则津液不能上蒸,故舌色渐黄而干枯。湿郁化热,热邪内扰则躁不得睡。这些体征都是形成黄疸的内在因素。这种人称之黄家。

【按语】上节从病情上知其将化湿热,此节从体征上知其内蕴湿热,由湿热而知其将成黄疸,这暗示着早期治疗的积极意义。

【第十一节】 黄疸之病,当以十八日为期,治之十日以上,瘥,反剧❷,为难治。

注:反剧,原本为反极,据《金匮要略心典》改。

【语释】黄是脾色,黄疸是脾病,脾寄旺于四时各十八天,所以黄疸病的转机,也以十八天为期。经过十天以上的治疗就应当好转,若不好转而反加重,就难治了。

【按语】人生存在自然界中,和自然界的气候变化有着密切的联系,因而在疾病的发展变化上,也受到时令的一定影响,这是古人通过多次临床实践所得出的结论。所谓十八日为期,只可领会其大意,不可过于拘泥。

【第十二节】 疸而渴者,其疸难治;疸而不渴者,其疸可治。发于阴部,其人必呕;阳部,其人振寒而发热也。

【语释】黄疸是湿热病,口渴的是热甚湿重,所以难治;不渴的是热少湿轻,所以可治。发于脏腑之内的,邪逆上冲,其人必呕;发于躯壳之外的,荣卫被遏,其人必振寒而发热。

【按语】上节是黄疸预后的推断,此节是表里浅深的辨别。“阴部”“阳部”是发病部位的浅深,“其人必呕”“其人振寒”是表里的不同症状,临床时须细心

---

❶ 躁:邓本作燥。
❷ 剧:邓本作极。

体会。

【第十三节】 谷疸之为病,寒热不食,食即头眩,心胸不安,久久发黄为谷疸,茵陈蒿❶汤主之。

【语释】谷疸病是湿热郁于阳明。荣卫不利则发为寒热,渐至健运失职,便不思食。勉强进食,必助其热。浊气阻于上则头目眩晕,湿热壅于中则心中烦满。湿积热郁,熏蒸肌肉,时间久了就发为黄色而成谷疸病,应用茵陈蒿汤主治。

【按语】自此以下三节,分别说明谷疸、女劳疸和酒疸的症状及治法。第二、第三和此节都有头眩,第二节有胃中苦浊,第三节有饱则发烦等症,而此节则有心胸不安。字句虽然不同,而病机是一致的。第二节说小便不通,第三节说小便必难,本节虽未说小便,而方下有一宿腹减,黄从小便去的记载,则知也有小便不利症。因此,头眩、发烦和小便不利是谷疸的必有症状。

茵陈蒿汤方

茵陈蒿六两　栀子十四枚　大黄二两

上三味,以水一斗,先煮茵陈,减六升,内二味,煮取三升,去滓,分温三服,小便当利,尿如皂角汁状,色正赤,一宿腹减,黄从小便去也。

【方解】茵陈治热结发黄,佐栀子去胃热通小便,更以大黄为使,以涤荡湿热。

【第十四节】 黄家,日晡所发热,而反恶寒,此为女劳得之。膀胱急,少腹满,身尽黄,额上黑,足下热,因作黑疸。其腹胀如水状,大便必黑,时溏,此女劳之病,非水也。腹满者,难治,用硝石矾石散主之。

【语释】黄疸病人,在午后四五点钟的时候,周身发热,好像邪入阳明。但阳明发热,不当恶寒,而反有恶寒的现象,可知不是邪入阳明,而是房劳伤肾的女劳疸。因真阳衰弱,故不发热而恶寒。热瘀下焦,膀胱受累而感到拘急和少腹满。郁热熏蒸,则一身尽成黄色。肾邪见于庭部,则额上黑;邪热下流涌泉,则足下热。湿热伤及血分,则成为黑疸。滞血渐多,则腹胀如水。因伤及血分,所以大便色黑而时溏。虽然便溏,并非水病,而是女劳疸病,应用硝石矾石散主治,以清血分的瘀热。腹满的,是湿热郁甚,气血俱伤,就难治了。

---

❶ 茵陈蒿:邓本漫漶。

硝石矾石散方

硝石　矾石(烧)等分

上二味,为散,以大麦粥汁和服方寸匕,日三服,病随大小便去,小便正黄,大便正黑,是候也。

【方解】硝石咸寒,软坚速降,能使全身过多水分,迫向肾脏排出;矾石有澄清瘀浊的功效。二味配合,使结聚的湿热从大小便出。合大麦粥调中补虚,以保护胃气。

【李批】冯楚瞻曰:潮热之证有阴阳之分。平旦潮热,自寅至申,行阳二十五度,诸阳用事,热在行阳之分,肺气主之;日晡潮热,自申至寅,行阴二十五度,诸阴用事,热在行阴之分,肾气主之。一以清肺,一以滋肾。

《衷中参西录》:朴硝若与皂矾同用,善治内伤黄疸,消胆中结石,膀胱中结石及钩虫病。

【第十五节】　酒黄疸,心中懊憹,或热痛,栀子大黄汤主之。

【语释】酒黄疸,湿热内结,心中懊憹,甚则热痛,应用栀子大黄汤主治。

【按语】酒疸病尚有不能食,时欲吐,小便不利、足下热等症状,而此节只说心中懊憹,是举主症以概其余。《伤寒论》曰:"阳明无汗,小便反不利,心中懊憹者,必发黄",可知湿热太甚,都能发黄,不单是酒疸病。

栀子大黄汤方

栀子十四枚　大黄一两　枳实五枚　豉一升

上四味,以水六升,煮取四升,分温三服。

【方解】栀子、大黄苦寒,以泄其热,枳实以开其结,香豉以散其郁,这是实热成黄的主方。

【第十六节】　诸病黄家,但利其小便。假令脉浮,当以汗解之,宜桂枝加黄芪汤主之。方见水气病中。

【语释】凡是黄疸病,都成于内湿,内湿以小便为出路,所以治黄疸以利小便为正法。但兼有表邪的,其脉见浮,则又当发汗以解表,这是治黄疸的变法,应用桂枝加黄芪汤主治。

【按语】自此至篇末七节,系推广诸黄的治法。脉浮,是指有表邪而里热不甚的,若无表邪而里热太甚,又属于"脉浮者,当吐之"的病例。

【第十七节】 诸黄,猪膏发煎主之。

【语释】诸黄疸病,因平素津液亏少,迁延日久,以致阴亏血燥,或有燥屎的,用猪膏发煎主治。

猪膏发煎方

猪膏半斤　乱发如鸡子大三枚

上二味,和膏中煎之,发消药成,分再服,病从小便出。

【方解】猪膏润燥,利血脉、解风热;发灰入血消瘀,开关格、利水道,故可治阴亏血燥的黄疸。

徐忠可治骆天游黄疸,腹大如鼓,百药不效,用此方一剂而愈。

《千金》:太医校尉史脱家婢黄病,服此,胃中下燥屎便瘥。

【第十八节】 黄疸病,茵陈五苓散主之。一本云:茵陈汤及五苓散并主之。

【语释】黄疸病,小便不利而内热不甚的,应用茵陈五苓散主治。

【按语】茵陈五苓散,是治小便不利,内热不重的。假若内热重而小便不利,当选用栀子大黄汤、茵陈汤等。

茵陈五苓散方

茵陈末十分　五苓散五分方见痰饮中。

上二物和,先食饮方寸匕,日三服。

【方解】五苓散发汗利水,配合茵陈推陈致新,故能治湿热不很严重的黄疸。

【第十九节】 黄疸腹满,小便不利而赤,自汗出,此为表和里实,当下之,宜大黄硝❶石汤。

【语释】黄疸病,腹部发满,小便不利而色赤,这是里实;身上汗自出,这是表和。这样就不要再发其表,用大黄硝石汤,以攻其里即可。

大黄硝石汤方

大黄　黄柏　硝石各四两　栀子十五枚

上四味,以水六升,煮取二升,去滓,内硝更煮取一升,顿服。

【方解】栀子、黄柏清热利小便,大黄除满去实,硝石苦寒泄热。此方重在腹满,是黄疸诸方中下法的重剂。

❶ 硝:邓本作消。

【按语】湿热郁蒸而发黄,用下法治疗,必须根据情况,灵活掌握。若里热重而体质壮实的则用大黄硝石汤,荡涤其实热;其次当用栀子大黄汤,于清解之中兼用下法;若湿热很轻的,可用茵陈汤,以清热利湿为主,稍佐大黄,以通其便。总之,黄疸证多属内伤,无论汗法、下法,都要谨慎施用。

【李批】硝石能化结石,此方似乎可试用于胆结石之黄疸。

据防疫站秦大夫介绍,硫酸镁能扩张奥狄括约肌。大黄硝石汤中之硝石用芒硝,亦有松弛括约肌之作用。

【第二十节】 黄疸病,小便色不变,欲自利,腹满而喘,不可除热,热除必哕,哕者,小半夏汤主之。方见痰饮中。

【语释】黄疸病腹满,小便不利而赤的,为里有实热。如果腹满而小便色不变,大便溏,有下利的趋势,这就不是里实,而是中气虚寒。"脏寒生满病",满则吸气不能下达,所以作喘。若误作里实而攻其热,则胃气虚逆,必然作哕。这时,应用小半夏汤温中降逆,以治其哕。

【按语】此节指出黄疸的虚性病变,和上节作对比。《伤寒论》曰:"阳明病,不能食,攻其热必哕。所以然者,以胃中虚冷故也。"陈灵石说:"理中汤、真武汤等加茵陈多效",可以互相参看。

【李批】陆晋笙《鲟溪单方选》:阴黄身面稍黄,小便色如故,大解不实,此寒湿疸也,半夏四钱、生姜六钱,水煎,分三服。甚者,理中汤加茵陈。

【第二十一节】 诸黄,腹痛而呕者,宜柴胡汤。必小柴胡汤,方见呕吐中。

【语释】凡发黄都是脾胃受病,脾衰则所胜妄行,木来克土,故腹痛而呕,应用柴胡汤主治。

【按语】此两节指出黄疸病在治疗上的先后缓急,使人在临床上有所遵循。《内经》说:"先热而后生中满者治其标",就是这个意思。

《医宗金鉴》曰:"腹痛而呕,有潮热便硬,当用大柴胡汤;无潮热便软,当用小柴胡汤去黄芩加芍药",亦可作临床参考。

【李批】似可用于胆囊发黄疾患。

【第二十二节】 男子黄,小便自利,当与虚劳小建中汤。方见虚劳中。

【语释】男子之黄,若小便自利,便知其内无实热,而是正气虚弱,热郁湿聚。熏蒸而成的黄疸。因此病主要是正虚,而不是邪盛,所以用小建中汤主治。

李
克
绍
批
注

《金匮要略浅释》

【按语】女劳疸也是小便自利,但有膀胱急,此节膀胱不急,便知是正气虚,而不是女劳,所以从虚劳论治。

附方

瓜蒂汤

治诸黄。方见暍病❶中。

【按语】瓜蒂治诸黄疸,即可用作吐法,又可用以外治。《外台秘要》说:"删繁(即《删繁本草》)疗天行毒热,通贯脏腑,沉痼骨髓之间,或为黄疸、黑疸、赤疸、白疸、谷疸、急黄等疾,喘息须臾而绝。"

《千金》麻黄醇酒汤

治黄疸。

麻黄三两

上一味,以美清酒五升,煮取二升半,顿服尽,冬月用酒,春月用水煮之。

【方解】此方适用于表实无汗的黄疸。麻黄轻清走表;美酒通营卫助其发汗;春月用水煎,防其助热,解其表,使湿热从表外出,则黄疸亦愈。

结　语

黄疸虽然包括谷疸、酒疸、女劳疸三种,但大体不离脾肾。本篇的"尺脉浮为伤肾,趺阳脉紧为伤脾",《灵枢·经脉篇》的"脾所生病,肾所生病",都有发黄,可见黄疸的形成和脾肾是有密切关系的。

谷疸有胃热脾寒的,有脾胃俱寒的,但总是影响到脾胃所形成的。至于酒疸,从本篇的"酒疸心中热""酒黄疸者或无热",可知酒的本性有湿有热。人的体质有所不同,结合人的体质,而有偏于湿的"或无热",和偏于热的"心中热"两种,所以谷疸、酒疸都有两种病型,都与脾胃有关。女劳疸是因房事不节,欲火结聚,扰及血分而形成的。由于女劳疸是伤肾而来,所以和其他黄疸有所不同。其鉴别是:谷疸"食即头眩",酒疸"心中懊侬而热",女劳疸"手足中热,薄暮即发,膀胱急,少腹满"。谷疸、酒疸都有小便不利;女劳疸和虚黄,则小便自利,这是临床上应当掌握的特点。

在治疗上无论黄疸和非黄疸的诸黄,都是根据表里寒热虚实的不同情况来辨证施治。如湿郁在表而脉浮的,当从汗解,用桂枝加黄芪汤;湿热在里,腹满

---

❶ 病:邓本漫漶。

尿赤,宜于攻下的用茵陈汤、大黄硝石汤、栀子大黄汤等方;若不宜泻下而当利小便的,用茵陈五苓散;若血燥而偏于虚的,可用猪膏发煎。总之,或用清热,或用泻下,或用补虚(如建中汤),或用和解(如柴胡汤),总以适合病情为主。"有是病则用是药",这是"辨证论治"的具体体现。

惊悸吐衄下血胸满瘀血病脉证治第十六

脉证十二条　方五首

　　本篇内容以论述血证为重,其中包括吐血、衄血、下血和血瘀等。吐、衄、下血,病情明显,一望而知;唯血瘀一症,除诊察所得外,还须听取病人主诉。而血瘀患者,往往有胸满的自觉症状,因此仲景便以"胸满"二字冠于瘀血之上,作为一个病名。至于惊悸,都是心病,而心主血,且蓄血则狂,贫血则悸,吐衄又多动悸不宁,都与血证有关,所以也合于血证中并作一篇。

　　【第一节】　寸口脉动而弱,动则为惊,弱则为悸。

　　【语释】脉象厥厥动摇名为动,指下无力名为弱。动是气血乱,弱是精血虚。气血乱则神无所制,便恐惧不安而为惊;精血虚则神无所依,便怔忡不宁而为悸。

　　【按语】惊和悸都有自觉的心跳症状。外有所触而心跳的为惊,重则惊慌失措;无所触而心跳的为悸,重则怵惕不安。惊偏于实,悸偏于虚,所以治惊多用镇静,治悸多用温补。

　　【第二节】　师曰:尺脉浮,目睛晕黄,衄未止;晕黄去,目睛慧了,知衄今止。

　　注:尺脉浮,原本作夫脉浮,据《金匮要略心典》改。

　　【语释】师说:尺脉主里主下,脉象当沉;目睛脉络最多,血热则赤,血瘀则黄。若衄血的患者,尺脉不沉而反浮,是阳不内守血热上冲的缘故;目睛昏晕而发黄,是瘀热未尽,还要继续衄血的表现。假若目睛不晕不黄视物清楚,是瘀热已随衄去,衄血就要停止了。

　　【按语】此节说明衄的症状与脉象。目睛晕黄是瘀热上冲,所以尺脉见浮。若目睛慧了,是瘀热已尽,可知其尺脉亦当沉静。

　　【第三节】　又曰:从春至夏衄者,太阳(注:麻黄汤之属);从秋至冬衄者,阳明（注：犀角地黄汤之类）。

【语释】凡表邪不从汗解，必郁而为衄；里热不从下泄，亦必逆而为衄。太阳主外，阳明主里。春夏阳气在外，表热为多，所以春夏衄的，多属太阳；秋冬阳气在内，里热为多，所以秋冬衄的多属阳明。

【按语】本节所说的"太阳""阳明"，不应作经络看，应作表里看。《伤寒论》曰："太阳病脉浮紧，不发汗，其人发烦目瞑，剧者必衄"；又云："阳明病口燥，但欲漱水不欲咽者，此必衄"，就是表里的说明。春夏秋冬，只是原则上应有的概念，不可看得太死。

【第四节】 衄家不可汗，汗出必额上陷，脉紧急，直视不能眴①，不得眠。

【词解】①眴：同瞬，目睛转动的意思。

【语释】血和汗都是人体的阴液，所以"夺血者无汗"。常衄血的病人，阴液已亏，不应再发汗。如果强发其开，阴液更伤，肌肉必脱瘦而下陷，突出的表现是额两旁的太阳穴处，能看到动脉的紧急搏动。目系也受到影响，直视而不能转动，液枯则肝血不足而不能睡眠。

【按语】此节申明衄家不可发汗的禁忌。发汗本来容易亡阳，但平素衄血的人，已是阴虚体质，若再发汗，就容易亡阴，这在临床上是应注意的。

【第五节】 病人面无色，无寒热，脉沉弦者，衄；浮弱，手按之绝者，下血；烦咳者，必吐血。

【语释】病人面色苍白，这是衄血的颜色，但应考虑衄血是否由于外感。外感当有寒热症状，如果没有寒热症状，这就不是由于外感。他的脉象再见沉弦，沉是血少而不充盈，弦是液伤而脉失柔和，这是衄血的脉症。若脉见浮弱，重按不见，则是血脱于下，阳浮于上，为崩漏便血的脉症。若兼见心烦咳嗽症状的，这是血少而气上逆，为吐血的脉症。

【按语】本节以面无色、无寒热为总纲，依次分述衄血、下血、吐血的脉象。《灵枢》说："血脱者，夭然不泽"；虚劳篇说："男子面色薄，主渴及亡血"，可知面无色是亡血的主征。又《伤寒论》说："太阳病脉浮紧，不发汗因致衄"；虚劳篇说："男子脉虚沉弦无寒，时目瞑兼衄"，可知衄有外感内伤的不同。外感的衄，脉多浮紧，衄后则病解；内伤的衄，脉多沉弦，衄后则更虚。而本节主要是研究内伤的衄。

【第六节】 夫吐血、咳逆上气,其脉数而有热,不得卧者,死。

【语释】吐血是血液上逆,若再兼咳逆上气,就更增加血液的上逆。吐血本来伤阴,若再见脉数身热,就形成阴气消亡,阳气独胜的情况,这样有升无降,阴消阳扰,以至于不能卧,就成为气血两败,有阳无阴的死证。

【按语】此节是说明阴虚火动的吐血,并指出其死证。气血是互相依附的,血随气以运行,气以血为依归。血病而气不病,气还可以资生血液;气病而血不病,血还可以涵养气机。唯气血交病,则属难治。本节的症状,据陈修园的经验用二加龙牡汤加阿胶,往往也能治愈,可作参考。

【第七节】 夫酒客咳者,必致吐血,此因极饮过度❶所致也。

【语释】平素嗜酒的人,湿热积于胃中,熏灼肺气,若再咳嗽,就一定发生吐血,这是饮酒过度,肺络早已受伤的缘故。

【按语】此节指出酒客吐血,说明吐血除气不摄血和阴虚火动以外,又有属于湿热的。但论中未出方,后世有用泻心汤的,黄连苦寒能胜湿热,大黄能清胃祛瘀,似可采用。如薏苡仁、知母、石膏、竹茹、苇茎、枳椇等药,亦能清肺胃、除湿热、镇咳柔络,都可随宜加入。

【第八节】 寸口脉弦而大,弦则为减,大则为芤,减则为寒,芤则为虚,寒虚相击,此名曰革。妇人则半产漏下,男子则亡血。

【语释】寸口脉弦而粗大,弦是阳气减弱,因于里寒,大是外实中空,因于血虚,寒而且虚,弦而兼大,脉象好像按鼓一样,就叫革。妇人见此脉的,是因为小产、崩漏等症所致;男子见此脉的,是因有失血病的缘故。

【按语】本节原文已见血痹虚劳篇。亡血下尚有"失精"二字,详见虚劳篇。

【第九节】 亡血不可发其表,汗出则寒慄而振。

【语释】凡呕血、下血、崩漏一类的病,都是亡血。亡血的患者阴津已伤,就是有表证,也不可再用发汗解表。若误发其汗,则卫阳又伤。荣卫俱虚,则出现卫虚不能温暖腠理而周身怕冷,荣卫不能濡养经脉而振振动摇的症状。

❶ 度:邓本漫漶。

【按语】衄家多因阴虚火动,亡血多因阳虚不摄。所以衄家发汗则亡阴,亡血家发汗则亡阳。亡阴则出现额上陷,脉紧急,直视不能眴、不得眠的症状。亡阳则出现寒慄而振的症状,与《伤寒论》之"下之后复发汗,必振寒,脉微细"是同一机转。

【第十节】 病人胸满,唇痿舌青,口燥、但欲漱水不欲咽,无寒热,脉微大来迟,腹不满,其人言我满,为有瘀血。

【语释】血瘀的患者其气必滞,所以病人有胸满的感觉。唇舌是血的外华,血瘀不荣于色,所以唇枯不泽,舌色发青。血瘀气滞,不能化液,所以口中干燥,但非真有实热,所以只欲漱水而不欲咽。又因不是外感,所以不发寒热。气滞则脉微,血虚则脉大,血行不畅所以脉迟。血瘀于经隧,并非结聚有形,所以腹部按之不满,而病人却有发满的感觉。这都是瘀血的确症。

【按语】本节是瘀血的诊断。吐衄时过多地服用寒凉药,使离经之血凝滞停蓄,便成此证。此外,又有《内经》所说"堕恐恶血留内"和《伤寒论》所说的"热结膀胱""热入血室"等其他原因。但血瘀于下的,其人如狂;血瘀于上的,其人善忘,这是它的不同处。

【第十一节】 病者如热状,烦满,口干燥而渴,其脉反无热,此为阴伏❶,是瘀血也,当下之。

注:此为阴伏,原本作阴状,据《金匮要略心典》改。

【语释】有的瘀血患者,好像有发热的形状,这是血瘀生热的缘故,又由于血瘀不行,气血阻滞,所以感到烦而且满。血瘀气滞,不能化生津液,所以口燥而渴。但血瘀则血行迟缓,所以脉搏不表现浮数滑的热象。根据这些情况,可知是阴邪潜伏于内,阴为血,阴邪潜伏,因而断定是瘀血病。当用下瘀血的方剂下其瘀血。

【按语】以上两节都是辨别瘀血的脉症。但前节言漱水不欲咽,此节又言渴,可知瘀血不甚则但漱水,甚则也有口渴的。唐容川说:"内有瘀血,气不得通,不能载水津上升,是以发渴,名曰血渴。"可互相参证。

【第十二节】 火邪者,桂枝去芍药加蜀漆牡蛎龙骨救逆汤主之。

---

❶ 伏:邓本作状。

【语释】病者若被"温针"和"火熏"等火邪所劫,以致神气浮越而惊狂的,当潜阳镇逆,以桂枝去芍药加牡蛎龙骨救逆汤主治。

桂枝救逆汤方

桂枝三两(去皮)　甘草二两(炙)　生姜三两　牡蛎五两(熬)　龙骨四两　大枣十二枚　蜀漆三两(洗去腥)

上为末,以水一斗二升,先煮蜀漆,减二升,内诸药,煮取三升,去滓,温服一升。

【方解】火劫亡阳,神明内乱,所以用龙骨牡蛎以潜纳阳气,安定神魂;惊则必有郁结,所以加蜀漆祛痰,疗胸中之结邪,又有桂、甘、姜、枣以调和营卫,所以治由火邪而惊狂的病变有效。

【按语】此节是根据第一节的"惊"补出治法。"火邪"二字应活看。《伤寒论》:"太阳伤寒者,加温针必惊也"(119条);"伤寒脉浮,医以火迫劫之,亡阳必惊狂,卧起不安者"(112条);"太阳病以火熏之,不得汗,到经不解,必圊血,名为火邪"(114条)。奔豚篇又说:"有惊怖,有火邪,皆从惊发得之"。因此可知,或因于火,或不因于火,而具有惊狂,心神外越症状的,多名之曰火邪。仲景在桃仁抵当治瘀血惊狂以外,又指出桂枝去芍药加龙牡一方,为治惊狂另立一法则。

【李批】徐忠可曰:惊悸似属神明边病,然仲景以此冠于吐衄下血及瘀血上,可知此方重在治瘀结以复其阳,而无取乎镇坠。故治惊全以宣阳散结宁心去逆为主。至于悸,则又专责之于痰,而以半夏麻黄发其阳,化其痰为主。谓结邪不去,则惊无由安,而正阳不发,则悸邪不去。

【第十三节】　心下悸者,半夏麻黄丸主之。

【语释】患者若因痰饮内侵,以致上凌心气而心悸的,治法当祛痰饮,以宣通心阳,应用半夏麻黄丸主治。

半夏麻黄丸方

半夏　麻黄等分

上二味,末之,炼蜜和丸小豆大,饮服三丸,日三服。

【方解】这是治疗痰饮阻遏心阳,以致心下悸的方剂。用半夏以蠲饮气,用麻黄宣通阳气,更妙在作丸少服,使麻黄之辛温,不致耗津,而但升越阳气;半夏之苦辛,不仅能蠲饮,并能养中气。可以看出仲景处方,不但药物配合具有一定的道理,就是服法,也有很大的意义。

【按语】悸有属于虚的,有属于实的。属于虚的,多是血虚而心失所养,如第一节的"弱则为悸",应用温补;属于实的,多是痰饮水邪为患。本节的心悸,就属于这种病变,应以祛痰宣阳为主。

【第十四节】 吐血不止者,柏叶汤主之。

【语释】吐血有因气虚不能摄敛而吐血的,其吐连续不止,以温养元气为主,应用柏叶汤主治。

柏叶汤方

柏叶 干姜各三两 艾三把

上三味,以水五升,取马通汁一升,合煮取一升,分温再服。

【方解】吐血久而不止的,多是阳虚。柏叶主吐血;干姜止唾血;艾叶止吐血;马通是马粪用水化开后,以布滤汁澄清,亦微温止吐血。四味都是辛温行阳之品,能导血归经,则血自止。

【按语】血属于阴,全赖冲和之阳气以运行,气虚则血脱,气热则血逆。气虚血脱的当补其气,气热血逆的当清其血。其中虚的多兼寒证,热的多兼实证,在治疗时尤应加以分析。

【第十五节】 下血,先便后血,此远血也,黄土汤主之。

【语释】大便下血,血在大便以后的,是血从小肠或胃中来,胃和小肠距肛门较远,叫作远血。用黄土汤治之。

黄土汤方亦主吐血,衄血。

甘草 干地黄 白术 附子(炮) 阿胶 黄芩各三两 灶中黄土半斤

上七味,以水八升,煮取三升,分温二服。

【方解】黄土温中摄血;附子温阳;白术、甘草健脾和中;阿胶、地黄养血止血;黄芩苦寒坚阴,故能治大便出血。

陈修园说:"以灶心土易赤石脂一斤,附子易干姜二两,炮姜更妙,或加侧柏叶四两,络热加鲜竹茹半斤。"

【第十六节】 下血,先血后便,此近血也,赤小豆当归散主之。方见狐惑中。

【语释】大便下血,血在大便以前的,是血从大肠或直肠中来。大肠和直肠距肛门近,所以叫作近血,宜用赤小豆当归散主治。

【按语】以上二节以便与血之先后,分远血、近血,并指出不同的方治。其实便与血之先后应活看,不可死板。且血与便常混合不分,因此在临床上血与便之先后,仅可作为参考,不可据为两方施用的准则。

根据二方药物的组成,可知黄土汤是温中摄血的方剂,适用于腹中冷痛、大便稀溏、肢冷、面色苍白、脉沉迟的虚寒患者。赤小豆当归散是清热解毒、活血止血的方剂,适用于兼有脓液或下如赤豆汁的湿热患者。

【第十七节】 心气不足,吐血衄血,泻心汤主之。

【语释】心脏受到热邪的冲激,以致动悸不安,表现有不足的现象,而有吐血、衄血的,当用泻心汤主治。

泻心汤方亦治霍乱。

大黄二两 黄连 黄芩各一两

上三味,以水三升,煮取一升,顿服之。

【方解】芩、连之苦寒,既能泻心热,又能补心阴,一举两得。尤妙在大黄一味,能降冲逆,损阳和阴,且不致使余血停留成瘀,故为吐血、衄血的主方。

【按语】"心气不足"当活看。"不足"不是心脏衰弱,而是心脏受到热邪的熏灼,自机能上表现为不足。张锡纯认为"怔忡不安,若有不足之象",是比较正确的。

【李批】李士材曰:虽曰泻心,实泻血中伏火也。

结　语

本篇首先阐发了惊悸、吐血、衄血、下血及瘀血等病的病理诊断,使人对这些疾病有了初步概念。自第十二节以下,则又提出惊悸和各种出血病的方药治疗。这暗示着,只有掌握了各种疾病的病理变化及其正确诊断,然后才能根据各种不同病机,做出适当的治疗。

在治疗方面:惊恐仅有治火邪发惊的桂枝去芍药加蜀漆龙牡汤;心悸仅有治痰饮停蓄的半夏麻黄丸,似乎不够全面。但应知惊悸的形成,有些与血证密切联系,自应与血证配合治疗。至于由其他原因而引起的惊悸,又当探求其原因,采取适当疗法,如桂枝去芍药加蜀漆龙牡汤之治火邪,半夏麻黄丸之治痰饮,痰饮去则心悸自愈,火邪平则惊悸自止,固不必一一列出方剂。

对吐血的治疗:气虚血脱,则有柏叶汤以温其气,潜降其血;气热血逆,则有泻心汤以直折其热,导血下行。下血病之属于脾虚气寒的,则有黄土汤以温中摄血;属于伤中湿热的,则有赤豆当归散以清热凉血。瘀血的治疗,仲景未出方,而指出"当下之"的治疗措施,则桃仁抵当、大黄蟅虫丸之类,都可随症取用。这也是仲景指出原则,使人灵活运用的意思。

本篇指出了"惊者平之,结者散之,损者温之,热者清之,留者攻之"的治疗原则,方剂虽只五首,而大法已很完备。

呕吐哕下利病脉证治第十七

论一首　脉证二十七条　方二十三首

呕、吐、哕、下利,大都属于肠胃病,所以仲景合为一篇。

呕和吐,都是水谷逆出。吐如弃物,撞口而出,不用勉强,所以多不作声;呕则出于胁迫,出反不易,所以声在物先。若但呕无物的,叫作干呕。哕,就是现在所说的打呃。

至于下利,在这里是包括泻和痢二者而言。所以在阅读经文时,首先把这二者分清,然后才能得到正确的理解。

【第一节】　夫呕家有痈脓,不可治呕,脓尽自愈。

【语释】有呕症的病人,呕吐物中有脓的,是内部有痈脓,借呕吐为出路,只可着重于治痈,不可着重于治呕,脓尽以后,自然就不呕了。

【按语】此节先提出由于痈脓所致的呕证,标明呕证中有不应见呕而治呕的病变。并借此衬托出下文治呕诸方。

【第二节】　先呕却渴者,此为欲解;先渴却呕者,为水停心下,此属饮家。呕家本渴,今反不渴者,以心下有支饮故也,此属支饮。

【语释】病人先呕吐,呕吐以后感觉口渴,这是停痰宿水已尽,病去正气将要恢复的现象。若病人原先发渴,饮水以后才呕的,这是饮水太多,水饮停蓄的缘故,属于饮病的范围。呕家呕出停痰蓄水以后,胃阳恢复,应当口渴,若不渴的,这是心下原有支饮,呕后支饮仍然存在,当治其支饮。

【按语】此节是从"呕""渴"的先后来分析病原病机,可与痰饮篇"先渴后呕……小半夏加茯苓汤主之""呕家本渴……小半夏汤主之"诸节互相参看。

【第三节】　问曰:病人脉数,数为热,当消谷引食,而反吐者,何也?师曰:以发其汗,令阳微,膈气虚,脉乃数,数为客热,不能消谷,胃中虚冷故也。脉弦者,虚也,胃气无余,朝食暮吐,变为胃反。寒在于上,医反下之,今脉反弦,故名曰虚。

【语释】问病人脉数,数脉属热,当消化水谷而能食,乃反吐的,这是什么道理呢?师说:数则消谷,是指胃热说的,而脉数不一定都是胃热,譬如发汗太过,胸中阳气微弱,不能充达于膈,因而膈气太虚的,脉也见数象,但这种数,是客热上浮,胃中仍然虚冷,所以不能消化水谷而反吐出。吐不但可见于汗后的数脉,又可见于下后的弦脉。因为弦是里虚,胃中阳气所余无几,能容纳而不能消化,早晨进食,晚上就要吐出,久则变成胃反。这是因为寒邪本在上焦,医生却误用攻下,胃阳大虚,由虚生寒,脉搏变弦,所以叫作虚。

【按语】此节说明误汗误下所形成的吐,可分两截看,"胃中虚冷故也"以上,是说明由于误汗而形成的吐;"脉弦者"以下,是说明由于误下所形成的胃反。

【第四节】 寸口脉微而数,微则无气,无气则荣虚,荣虚则血不足,血不足则胸中冷。

【语释】胃反病人,不能纳谷,胸中之大气不足,所以寸口脉微而兼数。气血都是水谷的精气所资生的,气既不足了,荣血也就不足。心是主血的,荣血不足,则心火力衰而胸中冷,就更不能消化水谷。

【按语】此承上节,"数为客热"而引申脉微而数,为胸中冷的道理。它和弦脉都是胃反病人常见的脉象。

【第五节】 趺阳脉浮而涩,浮则为虚,涩则伤脾,脾伤则不磨,朝食暮吐,暮食朝吐,宿谷不化,名曰胃反。脉紧而涩,其病难治。

【语释】脾胃是互相联属的,趺阳脉浮而涩,是脾胃俱虚,脾胃俱虚则不能消磨水谷。因此早晨进食,晚上就要吐出,晚上进食,早晨就要吐出,这叫作胃反。日久失治,脉象转为紧涩,是胃气衰竭的现象,就很难治疗了。

【按语】此节提出胃反的脉诊,并说明因循失治,以至病情加重而成为难治之症。与上节合看,对胃反的病理变化,可以得出较为全面的认识。

【第六节】 病人欲吐者,不可下之。
【语释】若病人感觉得吐才痛快的,是病邪在上,不可用攻下之法。
【按语】此节说明治病,当因势利导,《内经》说"其高者因而越之",就是这个道理。

【第七节】 哕而腹满,视其前后;知何部不利,利之即愈。

【语释】胃气上冲而作哕,兼腹部发满的,属于实证。应当注意大小便的情形,小便不利的利其小便,大便不利的利其大便,使其腑气下降,哕逆就会痊愈。

【按语】此节和上节为一上一下的对比说明。上节欲吐,是病势向上,故不可逆其势而用下法;此节哕而腹满,是下不通而病邪上逆,所以视其"何部不利而利之"。病机不同,治法各异,这就是"治病必求于本"的道理。

【第八节】 呕而胸满者,茱萸汤主之。

【语释】实热之呕,呕后则胸中感觉清爽,若虽呕而胸中仍然发满的,这是胸中之阳气失职,下焦的寒邪乘机上逆,应散寒降逆,宜用吴茱萸汤主治。

茱萸汤方

吴茱萸一升　人参三两　生姜六两　大枣十二枚

上四味,以水五升,煮取三升,温服七合,日三服。

【方解】吴茱萸能降下焦的寒邪,人参能补胸中的阳气,生姜、大枣健脾和胃,补中有散。这样寒邪下降,阳气恢复,胸满而呕的症状,自然消失。根据药理作用,凡下焦的寒邪上逆的,本方都能治疗。所以干呕、吐涎沫、头痛的患者,亦可用此方。

【第九节】 干呕吐涎沫,头痛者,茱萸汤主之。方见上。

【语释】干呕吐出的仅是涎沫,又有头痛,可以断定是下焦寒气上逆犯胃的病变,也用吴茱萸汤主治。

【第十节】 呕而肠鸣,心下痞者,半夏泻心汤主之。

【语释】浊阴上逆而为呕,清阳下陷而肠鸣,由于升降失常,所以心下痞结,不必治其上下,但治其痞,病必自愈,应用半夏泻心汤主治。

【按语】水气多的宜用生姜泻心汤,呕多的宜用半夏泻心汤,可与《伤寒论》互相参看。

半夏泻心汤方

半夏半升(洗)　黄芩❶三两　干姜三两　人参三两　黄连一两

大枣十二枚　甘草三两(炙)

上七味,以水一斗,煮取六升,去滓,再煮取三升,温服一升,日三服。

【方解】黄连、黄芩苦能降逆;半夏、干姜辛能散结,辛开苦降,其痞自解;人参、甘草以奠安中气,故为治呕的良方。

【第十一节】　干呕而利者,黄芩加半夏生❷姜汤主之。

【语释】干呕无物,是胃中无实邪,下利黏浊,是肠中有郁热,胃气之逆,正由于肠中之热所致,应以治利为主,兼治其呕,应用黄芩加半夏生姜汤主治。

【按语】上条主症为痞,此条主症为利。痞病在胃,故用泻心汤主治胃而兼治肠;利病在肠,故用黄芩汤主治肠,而兼和胃。同时提出,使人做比较鉴别。

黄芩加半夏生姜汤方

黄芩三两　甘草二两(炙)　芍药二两　半夏半升　生姜三两　大枣十二枚

上六味,以水一斗,煮取三升,去滓,温服一升,日再夜一服。

【方解】黄芩、芍药除热于里;半夏、生姜散逆于上;上下俱病,中气必困,所以又用甘草、大枣合芍药、生姜以安中气。

【第十二节】　诸呕吐,谷不得下者,小半夏汤主之。方见痰饮中。

【语释】大凡呕吐,多是痰饮内阻,以致谷不得下,应以小半夏汤主治,以驱除痰饮。

【按语】小半夏汤是治呕的主方。本节用以治痰饮内阻作呕,但一般呕吐,都可加减应用。

【第十三节】　呕吐而病在膈上,后思水者,解,急与之。思水者,猪苓散主之。

【语释】呕吐由于膈上有停痰宿水的,呕吐之后,胃阳恢复,口渴想喝水,这是邪去病解,有轻度失水的现象,当及时给患者水喝,若喝水后,渴仍不解,仍想

---

❶　芩:邓本作苓。

❷　生:邓本作主。

《金匮要略浅释》

李克绍批注

喝水的,这是胃气大弱,不能吸收新水又停的缘故,应用猪苓散主治,以加强脾胃机能而驱除水邪。

【按语】渴而多饮,水停心下因而作呕的,宜小半夏加茯苓汤。吐后多饮,尚未作呕的,宜猪苓散。前方是治呕兼治饮,后方是治饮以防呕。

猪苓散方

猪苓 茯苓 白术各等分

上三味,杵为散,饮服方寸匕,日三服。

【方解】本方促进水分的吸收和排泄,使吐后虚弱之胃,不致因多饮而停水。痰饮篇说"短气有微饮,当从小便去之",就是这个意思。

【第十四节】 呕而脉弱,小便复利,身有微热,见厥者,难治,四逆汤主之。

【语释】呕证,脉弱而无力,小便又通利,身上虽然发热,却很轻微,四肢厥冷的,证明是真寒在内,虚阳外越,其病难治。当用四逆汤主治,以温寒扶阳。

四逆汤方

附子(生用)一枚 干姜一两半 甘草二两(炙)

上三味,以水三升,煮取一升二合,去滓,分温再服。强人可大附子一枚,干姜三两。

【方解】方名四逆,是以四肢厥逆为主症。附子、干姜能散寒回阳,外能温经,内能温脏,阴消阳回、四肢自温,内脏得安,呕吐自止。

【第十五节】 呕而发热者,小柴胡汤主之。

【语释】呕证一般不发热,若呕而发热,这是外感卒病,邪在少阳,不必着眼于治呕,但和解少阳之邪,使上焦得通,津液得下,胃气因和,呕证自除。可用小柴胡汤主治之。

小柴胡汤方

柴胡半斤 黄芩三两 人参三两 甘草三两 半夏半升❶ 生姜三两
大枣十二枚

上七味,以水一斗二升,煮取六升,去滓,再煎取三升,温服一升,日三服。

【方解】柴胡解表,黄芩清里,半夏、生姜以降逆止呕,人参、甘草、大枣以和

---

❶ 升:邓本作斤。

中。邪在少阳,胸胁苦满而呕的,非此不能治。

【按语】此两节的呕,都不是主症,为了全面认识呕证的病机,所以举出作对比说明。厥而微热的当回其阳,不厥而发热的,当清其火,不治呕而呕自止,这正是"治病必求于本"的方法。

【第十六节】 胃反呕吐者,大半夏汤主之。《千金方》云:治胃反不受食,食入即吐。《外台》云:治呕心下痞硬者。

【语释】朝食暮吐,暮食朝吐的叫作胃反呕吐,应用大半夏汤主治。

大半夏汤方❶

半夏二升(洗完用)　人参三两　白蜜一升

上三味,以水一斗二升,和蜜扬之二百四十遍,煮药取二升半❷,温服一升,余分再服。

【方解】这是治胃反的正方。用半夏以降胃气,人参以补胃虚,白蜜甘润以养脾气,合之为养胃和脾的方剂,故能治胃反病。

【按语】本篇前第五节之"趺阳脉浮而涩,浮则为虚,涩则伤脾",说明胃反病都属脾胃衰惫。大半夏汤用半夏降逆,又用人参、白蜜以温养脾胃,正合《内经》"甘先入脾""甘能补脾"的道理,是以养正为主、祛邪为次的治疗法则。

【第十七节】 食已即吐者,大黄甘草汤主之。《外台》方,又治吐水。

【语释】吃下东西,随时就吐出来的,属火属实,就是李东垣所说的"幽门不通,上冲吸门",应用缓中泻火的大黄甘草汤主治。

【按语】前第六节"病人欲吐者不可下之",而此节却用大黄甘草汤治食已即吐。原因是"欲吐"是病邪在上,"在上者因而越之",故不应用下法;"食已即吐"是火热在下,"在下者引而竭之",故必用下法。但此是无形的火热结滞,而不是有形的糟粕结聚,宜于缓下而不宜于急下,故用大黄甘草汤主治。

大黄甘草汤方

大黄四两　甘草一两

上二味,以水三升,煮取一升,分温再服。

【方解】大黄通肠涤热,甘草泻火缓中,故用为缓下剂。

---

❶　大半夏汤方:邓本脱文。
❷　煮取二升半:邓本作煮药取升半。

【第十八节】 胃反,吐而渴欲饮水者,茯苓泽泻汤主之。

【语释】 胃反病的患者有的吐后渴欲饮水,饮后又吐的,这是脾不能转输、水不能化气的缘故,应用茯苓泽泻汤主治。

【按语】 此节说明胃反有因蓄饮而成的,并出其方治。脾不转输,水津不布,所以且渴且饮,而饮吐不休,变成胃反病。此症很像五苓散证,但五苓散以小便不利为主,责在膀胱,所以加利水道的猪苓;此则以呕吐为主,责在脾胃,所以加宣发和胃的姜草。

茯苓泽泻汤方《外台》云:治消渴脉绝,胃反吐食者,又❶有小麦一升。

茯苓半斤 泽泻四两 甘草二两 桂枝二两 白术三两 生姜四两

上六味,以水一斗,煮取三升,内泽泻再煮,取二升半,温服八合,日三服。

【方解】 此方用茯苓为君,以消膈中痰水;配合泽泻以消痞满,引水下行;并用白术、姜、草以培土和中,助脾转输;桂枝以化气行水,通达表里。

《外台》用此方加小麦一升,治消渴脉绝之胃反。

【第十九节】 吐后,渴欲得水而贪饮者,文蛤汤主之。兼主微风、脉紧❷头痛。

【语释】 吐后,伤津,渴欲饮水,这是常见的,少予之水即可痊愈,但若贪饮不休,说明痰湿未尽,热邪仍在,所以用透热润燥之文蛤汤主治。又因为本方是凉散之剂,所以又能兼治微受风邪而脉紧、头痛的患者。

文蛤汤方

文蛤五两 麻黄三两 生姜三两 石膏五两 杏仁五十枚 大枣十二枚
甘草三两

上七味,以水六升,煮取二升,温服一升,汗出即❸愈。

【方解】 此方用麻黄、石膏透发经络的伏热,再用文蛤之咸寒以润其燥,则热解而渴亦止;更有生姜、甘草、大枣以调和胃气,是祛邪调中,标本兼治的方剂。

【按语】 猪苓散治土虚不能运化,新水初停,渴而未呕的病变;茯苓泽泻汤治土虚阳衰,呕渴不休的病变;文蛤汤则治水去痰留,渴饮不止的病变。再与五

---

❶ 又:邓本作之。

❷ 紧:邓本作肾。

❸ 即:邓本脱字。

苓散和小半夏加茯苓汤的渴呕症,比类互参。在临床上自能掌握病机,灵活施治。

【第二十节】 干呕吐逆,吐涎沫,半夏干姜散主之。

【语释】干呕,气上冲而吐,所吐的仅是涎沫,这是胃中虚寒的缘故,宜温胃止呕,应用半夏干姜散主治。

【按语】本节的症状,虽和第九节吴茱萸汤证相似,但吴茱萸汤,是寒在下焦,此方是寒在胃中,所以吴茱萸汤重在降逆,此方重在温中。

半夏干姜散方

半夏 干姜各等分

上二味,杵为散,取方寸匕,浆水一升半,煮取七合,顿服之。

【方解】此方降逆止呕,与小半夏汤同,唯此方以胃寒为主,重在温中,所以不用生姜之散,而用干姜之守。因二药气味辛烈,刺激咽喉,所以虽杵为散,仍以浆水煎服。

【李批】本条的涎沫,不清彻不黏,清而不浊。若膈上有寒饮干呕清水,手足厥者,宜四逆汤。

【第二十一节】 病人胸中,似喘不喘,似呕不呕,似哕不哕,彻心中愦愦然无奈者,生姜半夏汤主之。

【语释】寒邪搏饮,结于胸中,肺气不畅,胃气被郁,所以似喘不喘,似呕不呕,似哕不哕,心中感觉烦闷,而无可奈何。这样的病,宜宣阳散饮,应用生姜半夏汤主治。

【按语】从生姜半夏汤的药效来看,可知本节是寒饮与气互相结聚的病变。似喘非喘四句,正是形容气机阻滞的现象,所以用生姜半夏汤以开结散邪。

本节以上是论述诸呕的症状和治法,以下则叙述哕病的治法。

生姜半夏汤方❶

半夏半升❷ 生姜汁一升

上二味,以水三升,煮半夏,取二升,内生姜汁,煮取一升半,小冷,分四服,日三夜一服,止,停后服。

---

❶ 生姜半夏汤方:邓本脱文。

❷ 升:邓本作斤。

【方解】本方与小半夏汤同,不用姜而用汁,是不重在降逆而重在散结。且邪结高分,难以骤驱,所以一升半分为四服,频进少服,徐徐以散之,这是用药灵活处。

【李批】不喘、不呕、不哕,则不用降;似喘、似呕、似哕,则饮邪在胸宜散,故不用吴茱萸汤而用生姜半夏汤。

生姜半夏汤证,似即嘈杂证。

诸方对比:吴茱萸汤(降),寒而浊。

半夏干姜散(温),寒而清。

生姜半夏汤(散),寒而清。

瓜蒂散(升),热而稠浊。

【第二十二节】 干呕、哕,若手足厥者,橘皮汤主之。

【语释】患者干呕或呃,若手足发凉,别无他症的,这是胃气逆于胸膈,不行于四肢的缘故,不可误作阴寒,盲目温补,应用开结降逆的橘皮汤主治。

橘皮汤方

橘皮四两　生姜半斤

上二味,以水七升,煮取三升,温服一升,下咽即愈。

【方解】生姜辛温宣散,以暖胃阳,橘皮辛温沉降,以下逆气,故能治干呕哕逆的病变。

【第二十三节】 哕逆者,橘皮竹茹汤主之。

【语释】哕逆有偏于虚热的,应用橘皮竹茹汤主治。

橘皮竹茹汤方

橘皮二升　竹茹二升　大枣三十枚❶　生姜半斤　甘草五两　人参一两

上六味,以水一斗,煮取三升,温服一升,日三服。

【方解】生姜、橘皮、竹茹行气清胃;人参、甘草、大枣益虚安中,虚热除,逆气降,胃气安而哕逆自止。

【按语】哕证有虚有实,属实的必兼腹满,或利大便,或利小便,即可痊愈。属虚的,腹部不满,但有寒热的不同,虚热的宜用橘皮竹茹汤一类以清降;虚寒的宜用丁香、柿蒂一类以温降。至于伤寒末期而哕或痢疾见哕的,多属于中气

---

❶ 枚:邓本作个。

败绝,最为险候。

【第二十四节】 夫六腑气绝于外者,手足寒,上气脚缩;五脏气绝于内者,利不禁,下甚者,手足不仁。

【语释】六腑属阳,行气于外,若六腑气绝于外,则阳气虚而不能达于四肢,故手脚发凉;虚于胸中,则下焦之阴气上逆而形成上气和两脚蜷缩。五脏属阴,守藏于内,若五脏气绝于内,则不能守藏,而下利不止。若下利严重的,气血衰惫不能达于四肢,则会手足麻木不仁。

【按语】此节从脏腑气绝所表现的症状,而引起下文诸利证。"气绝于内""气绝于外"当活看,应知此所谓"气绝"指阴阳之气不足而言。若是衰竭的气绝,则成不治的死证,就不仅是"手足厥冷""足蜷缩"和"手足麻木不仁"而已。

【第二十五节】 下利,脉沉弦者,下重;脉大者,为未止;脉微弱数者,为欲自止,虽发热,不死。

【语释】痢疾病,脉见沉弦,沉主里,弦主急,其人必里急后重;若见大脉,是病势发展;若见微脉,是病势衰退,再见数象,是正气将复,虽有轻微的发热,而其阴气不衰,也没有妨碍。

【按语】古人所说的下利,有的指泄泻,有的指滞下。滞下就是痢疾。此节就是指痢疾而言。又《内经》云:"肠澼身热者死",指有阳无阴而言,和"吐血咳而上气,其脉数而有热"的道理相同。若本来不发热,利止阳回而微微发热,或痢疾初起,带有表证而发热的,都不是死证。

【第二十六节】 下利,手足厥冷,无脉者,灸之①不温;若脉不还,反微喘者,死;少阴负趺阳者,为顺也。

【词解】①灸之,常器之说,当灸关元、气海。

【语释】泄泻病,手足发凉,脉搏不见,是纯阴无阳,当次危急之时,汤药已迫不及待,应急用灸法。若灸后仍然手足不温,脉搏不还,反加微喘的,此乃生机将绝的死证。若手足渐温,脉搏续出,是正气渐复的现象。少阴为肾脉,趺阳为胃脉,若少阴脉弱于趺阳脉,是胃气盛而阴气退的征象,所以为顺证。

【按语】此下利乃指泄泻而言。

【第二十七节】 下利,有微热而渴,脉弱者,今自愈。

【语释】下利证,身上微微发热,口里微微发渴,这是胃中阳气恢复;脉搏转弱而无力,这是病邪衰退,将要痊愈的现象。

【第二十八节】 下利,脉数有微热汗出,今自愈;设脉紧,为未解。

【语释】因寒而下利的病变,脉搏转数,身上微微发热,是里寒已去,微微出汗,是表气已和。表里俱和,即将痊愈。若脉又转紧,是寒邪尚在,下利就不能痊愈。

【第二十九节】 下利,脉数而渴者,今自愈;设不差,必清脓血,以有热故也。

【语释】下利证,脉转数而口转渴,是寒去阳复,下利必自止,若脉数而下利不止,这是邪已化热,必伤及血分,转为痢疾,而便脓血。

【第三十节】 下利,脉反弦,发热身汗者,自愈。

【语释】下利证,脉初不弦,以后反弦,接着又身上微微发热、微微出汗,这是由阴出阳的现象,病将自愈。

【按语】此节之弦是正气恢复,驱邪外出,一种向上向外有力的脉象。同时若能发热身汗,便是阳胜阴退,下利必自止,弦必自去。这和第二十五节之沉弦是不同的。

【第三十一节】 下利,气者,当利其小便。

【语释】利气杂下,是膀胱三焦的气化不通,郁遏于大肠的缘故。当于治利方中加利小便的药物,以通阳化气,气利即可消失。

【第三十二节】 下利,寸脉反浮数,尺中自涩者,必清脓血。

【语释】下利证,阴消阳回,脉多转为浮数。但仅仅寸脉浮数,尺脉不浮,却于数中见涩的,这是热化太过,下焦血液腐化,胶凝郁塞,气机不能外达的缘故。出现这种脉象的患者,必便脓血。

【按语】从第二十五节至此,是在论下利之前,先对脉象进行辨别。下利脉沉弦者,下重,脉大者为未止,是指痢疾说的。古时没"痢"字,通称"下利"。第二十六节手足厥冷,是指虚寒腹泻说的。与第二十五节虽同名下利,而脉象病机绝不相同。这两节,可以说是痢和寒泻的提纲。以下六节,又是交互阐发,使人自己辨认。大凡寒泻有微热而渴,脉弱转数的,多自愈,这是阴退阳回的现象;痢疾脉数,而痢不止的,多便脓血,这是热邪灼阴的现象。《内经》所说"肠澼身热者死",就是指痢疾而言。《伤寒论》"少阴病,下利,手足温者可治",是指寒泻而言。这是学习时应当掌握的原则。根据这一原理来进行研究,仲景在条文中,虽多数混称下利,未指出何为腹泻,何为痢疾,但从脉症机转上,细心分析,自能了然胸中。这又是学习时应当体察的重点。

【第三十三节】 下利清谷,不可攻其表,汗出必胀满。

【语释】完谷不化的腹泻患者,多是中气虚寒,虽有外感表证,也不可攻表。因为汗出以后,则阳气更虚,而不能运化,就必然发生胀满。

【第三十四节】 下利,脉沉而迟,其人面少赤,身有微热,下利清谷者,必郁冒,汗出而解,病人必微厥❶,所以然者,其面戴阳,下虚故也。

【语释】下利患者,有兼表邪的,但里气已虚,虽有表证,脉也沉迟。而面色微微发赤,身上微微发热,是其特征。不过患者已形成下利清谷的腹泻,正气已极衰惫,所以在出汗时,要经过郁闷昏冒的斗争过程,才能作汗而解,病人的手足必有轻微的厥逆现象,因为他的面部微赤,知是在邪正斗争中,虚阳浮越于上,不能达于四肢的缘故。

【按语】此节和格阳证不同。格阳身热是本身之阳被格于外,是真寒假热。此证之微热,则是外感表邪。格阳脉微细欲绝,此则仅沉而迟;格阳"面赤色",此则"面少赤";格阳手足厥逆,此则微厥;格阳汗出则脱,此则汗出则解。这是它的不同处。在治疗上不可强发其汗,在不能自汗时,可根据情况,补充正气,以助其汗。

【第三十五节】 下利后,脉绝,手足厥冷,晬时①脉还,手足温者生,脉不还者死。

【词解】①晬时:一昼夜的时间叫晬时。

【语释】严重的腹泻后,脉搏不见,手足厥冷的是阴气已竭,阳气又脱的缘

---

❶ 厥:邓本作热。

故,当急服回阳的方剂,以观其变化。若服药后在一昼夜内,脉搏续出,手足渐温的,是阳气渐回,还可救治。若一昼夜后,脉搏仍然不见的,是阳气已竭,就为死证。

【按语】一昼夜人的经气通行一周,若生机未绝的脉搏当还,手足当温,但此等危急证候,决不可待其自还自温,必须以药物助其回阳。如白通汤、通脉四逆汤、四逆加人参汤等,都可采用。

【第三十六节】 下利,腹胀满,身体疼痛者,先温其里,乃攻其表,温里宜四逆汤,攻表宜桂枝汤。

【语释】泄泻病,因里气虚寒而腹部胀满,同时又有身体疼痛的表邪。治疗时应当先温其里,再攻其表,温里应用四逆汤,攻表应用桂枝汤。

【按语】从三十三节至此节,都是泄泻的虚证。

四逆汤方方见上。

桂枝汤方

桂枝三两(去皮) 芍药三两 甘草二两(炙) 生姜三两 大枣十二枚

上五味,咬咀,以水七升,微火煮取三升,去滓,适寒温服一升,服已,须臾,啜稀粥一升,以助药力,温覆令一时许,遍身漐漐似有汗者益佳,不可令如水淋漓。若一服汗出病差,停后服。

【方解】桂枝辛温以解表邪,芍药苦平以和阴,生姜佐桂枝以宣通阳气,甘草、大枣调和诸药,合之为疏解表邪、调和营卫的方剂。

【第三十七节】 下利,三部脉皆平,按之心下坚者,急下之,宜大承气汤。

【语释】泄泻证,其脉当虚,今寸关尺三部都是平脉,胃脘部按之坚硬的,是胃有积滞的下利,应乘其气血未衰,急予大承气汤以下其积滞。

【李批】此与少阴病自利清水,色纯青,心下必痛,口干燥者,可下之,宜大承气汤。病理、症状相同,故当急下。

【第三十八节】 下利,脉迟❶而滑者,实也。利未欲止,急下之,宜大承气汤。

---

❶ 迟:邓本漫漶。

【语释】泄泻脉迟而兼滑,滑是食气壅塞的脉象,食气壅塞,则脉道不利,所以脉迟,病属实。实邪不去利必不止,急用大承气汤下之。

【第三十九节】 下利,脉反滑者,当有所去,下乃愈,宜大承气汤。

【语释】泄泻证,其脉当虚,若不虚而反滑,这是有宿食的缘故。必须消而去之,泄泻才能痊愈。可斟酌用大承气汤。

【第四十节】 下利已差,至其年月日时复发者,以病不尽故也,当下之,宜大承气汤。

【语释】泄泻已经痊愈,但每年到他初发病的时期就又复发的,这是积滞未去尽,留于肠间,所以每到一定时间受到影响而发作。这种病也应用下法,可予大承气汤。

大承气汤方见痉病中。

【按语】大承气汤是指阳证阳脉说的。若见阴证阴脉的可下证,又当用温下法,如大黄附子汤、温脾汤之类。

【第四十一节】 下利谵语者,有燥屎也,小承气汤主之。

【语释】谵语,多属阳明燥结,若下利而谵语的,是肠中有燥屎而热结旁流。其脉必滑数,所排泄的粪便也必秽黏,应用小承气汤主治。

小承气汤方

大黄四两 厚朴二两(炙) 枳实大者三枚(炙)

上三味,以水四升,煮取一升二合,去滓,分温二服,得利则止。

【方解】大黄通肠开结主,枳实、厚朴破滞气以助其下行之势,为泻下的轻剂。

【按语】从三十七节至此节,都是泄泻的实证,痢疾兼实的也可取用。这就是《内经》"通因通用"的道理。

【第四十二节】 下利,便脓血者,桃花汤主之。

【语释】痢疾有血,或兼有白冻如鱼脑又不后重的,这是小肠下血,应以止血固脱的桃花汤主治。

【按语】此是血痢之属于虚寒的。脉必微弱,口必不渴,甚至手足厥冷而肿。若初痢即便脓血的,脉多弦数,里急后重,口渴饮冷,又当用清热去滞的治法。

桃花汤方

赤石脂一升❶(一半剉,一半筛末)　干姜一两　粳米一升

上三味,以水七升,煮米令熟,去滓,温服❷七合,内赤石脂末方寸匕,日三服;若一服愈,余勿服。

【方解】干姜之温能止血祛寒;石脂之涩,能止血固脱;粳米之甘,能安中护肠。三物合用,所以治虚寒痢疾有特效。

【第四十三节】　热利重下者,白头翁汤主之。

【语释】湿热结于大肠而下利的,必里急后重,或赤或白,应以清热利湿的白头翁汤主治。

【按语】此节是痢疾之属于湿热的。必口渴饮冷,肛门灼痛,脉必弦数。若兼便血,色必鲜明,与前节是一寒一热的对比说明。

白头翁汤方

白头翁二两　黄连　黄柏　秦皮各三两

上四味,以水七升,煮取二升,去滓,温服一升;不愈,更服。

【方解】白头翁,《神农本草经》言其能逐血止腹痛,陶弘景谓其能止毒痢;黄连清热厚肠;黄柏泻火坚阴;秦皮收涩止痢。这是寒能胜热,苦能燥湿的方剂,故治湿热痢有效。

【第四十四节】　下利后更烦,按之心下濡者,为虚烦也,栀子豉汤主之。

【语释】病人腹泻时已觉心烦,利止以后,心烦更重,按其心下,又濡而不硬,这是下利后阴气太虚,火热上乘的缘故,所以叫作虚烦。当用清虚热的栀子豉汤主治。

栀子豉汤方

栀子十四枚　香豉四合(绵❸裹)*

---

❶ 升:邓本作斤。
❷ 服:邓本脱文。
❸ 绵:邓本漫漶。

上二味,以水四升,先煮栀子,得二升半,内豉,煮取一升半,去滓,分二服,温进一服,得吐则止。

【方解】豆豉味香,有宣散的作用;栀子有清热降逆的功效。此方本非吐剂,但邪热在上,服药后往往能使热从上越,所以方后注"得吐则止"四字。

【第四十五节】 下利清谷,里寒外热,汗出而厥者,通脉四逆汤主之。

【语释】粪水杂下,而排泄物中兼有未消化的谷食,外面却发热,出汗,手足发凉的,这是阴寒内盛,格阳于外的现象,必用温寒回阳的通脉四逆汤主治。

【按语】上节属于虚热,此节属于虚寒,二节俱指泄泻而言。

通脉四逆汤方

附子大者一枚(生用) 干姜三两(强人可四两) 甘草二两(炙)

上三味,以水三升,煮取一升二合,去滓,分温再服。其脉即出者,愈。❶

【方解】厥甚者,脉必绝,附子辛热,以复脉回阳;下利清谷者,胃必寒,干姜辛温,甘草甘温,用以温补中州,所以为治虚寒病的良方。

【第四十六节】 下利,肺痛,紫参汤主之。

【按语】此节必有讹误,阙疑、不释。

紫参汤方

紫参半斤 甘草三两

上二味,以水五升,先煮紫参,取二升,内甘草,煮取一升,分温三服。疑非仲景方。

【第四十七节】 气利,诃黎勒散主之。

【语释】下利兼有气从谷道中频频泄出,下如蟹沫,叫作气利。这是肠中黏浊瘀滞,气不得畅行的缘故,应用善于行气又能涩肠的诃黎勒散主治。

【按语】此节与三十一节同,唯三十一节是初利,此节是久利。初利尚可分消,久利则只宜温涩。

诃黎勒散方

诃黎勒十枚(煨)

---

❶ 其脉即出者,愈:邓本脱文。

上一味,为散,粥饮和,顿服。疑非仲景方。

【方解】诃黎勒能消痰下气,有排除肠中停痰滞气的功效。其酸涩之味,又能固大肠久利的滑脱。一味而兼二用,调以稀粥,一方面可以缓解其酸涩之味,另一方面可借谷食以补充正气,所以是治气滞久利的良方。

附方

《千金翼》小承气汤

治大便不通,哕,数谵语。方见上。

【按语】此方即可作第七节哕而腹满后部不利的治法。

《外台》黄芩汤

治干呕下利。

黄芩　人参　干姜各三两　桂枝一两　大枣十二枚　半夏半升

上六味,以水❶七升,煮取三升,温分三服。

【方解】此与黄芩加半夏生姜汤主治相同。而无芍药、甘草、生姜,有人参、桂枝、干姜,是偏于温里益气的方剂,凡中寒气少的患者,可用此方。

【李批】此即黄连汤去甘草,以黄芩易黄连。人参较黄连汤多一两,桂枝较黄连汤少二两。似可借治噤口痢。

结　语

呕吐,是机体内部为了驱除病毒的一种反应,根据不同病机而有不同治法。如"呕家有痈脓,不可治呕,脓尽自愈""病人欲吐者,不可下之"等,这都是"在上者因而越之"的治法。又如吴茱萸汤、四逆汤等,则是因寒而呕的治法。其他如心下痞的则用半夏泻心汤,兼有表邪的则用小柴胡汤,兼有水饮的则用猪苓散等,一方面体现了"辨证论治"的灵活性,另一方面也掌握了"治病必求于本"的原则性。这是值得深刻钻研的。

此外,对"朝食暮吐,暮食朝吐"的胃反病,在病理方面也作了扼要的阐述;至于治疗,虽有大半夏汤、茯苓泽泻汤等方,但治法并不完备,我们还应旁搜博采,继续钻研,在祖国医学中发现更有效的治法。

哕,是寒热相激、气上撞膈的一种不由自主的动作,但有虚实的不同,其属于实的,指出"视其前后,知何部不利,利之则愈"的治疗法则;属于虚热的则用

---

❶　水:邓本脱文。

橘皮竹茹汤,虚寒的则用丁香、柿蒂一类的药物。

至于下利,包括痢疾和腹泻两种病变。在治疗上,也是根据寒热虚实分别治疗。如桃花汤之治虚寒痢疾,大小承气汤之治实热腹泻,这都是治疗上的变证变法,学习时若能深刻领悟其意,临床时自能灵活掌握,应变无穷。

疮痈肠痈浸淫病脉证并治第十八

论一首　脉证三条　方五首

本篇是专论疮痈、肠痈、浸淫疮等外科疾患的。但其内容很简单，仅对痈肿发生和已否成脓的诊断，以及治疗等方面作了扼要的说明。这也可能是提出原则，使人自己领悟的意思。

【第一节】　诸浮数脉，应当发热，而反洒淅恶寒，若有痛处，当发其痈。师曰：诸痈肿，欲知有脓无脓，以手掩肿上，热者为有脓，不热者为无脓。

【语释】诸浮数脉，多是外感，应当发热，在太阳时虽也有恶寒的表证，但不当有局部疼痛。今在发热的同时，反有洒淅恶寒的症状，并有局部疼痛的感觉，证明不是外感，而是营卫郁阻将要成痈的脉象。师说：一般痈肿，欲知其有脓无脓，可用手按在肿的部位，感觉发热的，是热聚肉腐，则为有脓，反之则是脓尚未成。

【按语】辨脓之法，经过历代医家的发挥，除热与不热之外，还应注意软与硬、陷与起、痛与不痛，以及变色与不变色等，才能准确，今略举如下几则，以备参考。

《证治准绳》说："按之牢硬，未有脓也；按之半软，已有脓也；大软，方是脓成也。大按之痛者，脓深也；按之不甚痛者，未成脓也。按之即复者，为有脓也；不复者，无脓也。小按便痛，薄皮剥起者，脓浅也；按之四痛，皮色不变，不高阜者，脓深也。"

《外科正宗》说："轻按热甚便痛者，有脓且浅且稠；重按微热方痛者，有脓且深且稀。按之陷而不起者，脓未成；按之软而复起者，脓已成。按之都硬不痛者无脓，非是脓，即瘀血也；按之都软不痛者有脓，非是脓，即湿水也。"

《外科精要》说："以手指从疮旁按至四畔上，赤黑者按之色不变，脓已结成。"又："按之随手赤色，此亦有脓，按之白，良久方赤，游毒已失。"

【李批】《伤寒论·辨脉法》："诸脉浮数，当发热而洒淅恶寒，若有痛处，饮食如常者,蓄积有脓也。"据此,第一节"应当发热而反洒淅恶寒"句的"反"字当是衍文。

【第二节】 肠痈之为病,其身甲错,腹皮急,按之濡,如肿状,腹无积聚,身无热,脉数,此为肠❶内有痈脓,薏苡附子败酱散主之。

注:原本作腹内有痈脓,据《金匮要略心典》本改。

【语释】肠内生痈的患者,荣血腐溃不能滋养皮肤,因而皮肤必干燥。痈在肠中,不在肠外,腹皮虽紧张,按之却柔软;腹内像有肿块,而平素没有积聚;脉搏很数,身上却不发热。这都是肠痈已成的征象。当用薏苡附子败酱散主治。

薏苡附子败酱散方

薏苡仁十分　附子二分　败酱五分

上三味,杵为末,取方寸匕,以水二升,煎减半,顿服,小便当下❷。

【方解】本方用薏苡破毒肿利肠胃为君;败酱草(一名苦菜),治暴热火疮,排脓破血,故用以为臣;附子则辛热以行瘀滞之气,有补充机体机能,促进愈合的作用。

【第三节】 肠❸痈者,少腹肿痞,按之即痛,如淋,小便自调,时时发热自汗出,复恶寒。其脉迟紧者,脓未成,可下之,当有血;脉洪数者,脓已成,不可下也,大黄牡丹汤主之。

【语释】肠痈初起,尚未成脓,脐下或左或右,必肿而痞硬,按之有压痛。且部位与膀胱相近,按之则牵引尿道,同于淋病的感觉,但小便自调,却和淋病不同。热毒蕴积必然蒸发于下,所以时时发热自汗出;气血结于里,不能卫于外,所以身上反恶寒。若再见脉搏迟紧,更说明是毒血初凝,里热未盛,此时尚未化脓,当下其瘀血,应用大黄牡丹汤主治。假若脉洪数,并见前条诸症时,则已成脓,就不可再用大黄牡丹汤泻下了。

【按语】上节指脓已溃,所以按之濡,如肿状。此节指痈初成,所以少腹肿痞。上节脓溃营分已无所郁,所以身无热;脓成则血热,所以脉数。此节血正郁结,营郁而卫阻,所以时时发热复恶寒;病犹属实,所以脉迟紧。二节合看,才能

---

❶ 肠内:邓本漫漶。

❷ 下:邓本作小。

❸ 肠:邓本漫漶。

对肠痈一证有全面的认识。

大黄牡丹汤方

大黄四两　牡丹一两　桃仁五十个　瓜子半升　芒硝三合

上五味,以水六升,煮取一升,去滓,内芒硝,再煎沸,顿服之。有脓当下,如无脓,当下血。

【方解】本方用大黄、芒硝开肠中的结滞;桃仁、丹皮下其瘀血;瓜子即甜瓜子(《圣惠方》用冬瓜子,亦效),《名医别录》说能治腹内结聚,破溃脓血,为胃肠中内痈要药。合之为治肠痈未成脓的效方。"有脓当下,无脓当下血",说明脓初成尚不多时,亦可用本方治疗。

【按语】肠痈的治法,薛立斋作了如下补充:脉迟紧者,未有脓也,宜牡丹皮汤下之(即本方),当有血下;脉洪数者,已有脓也,用苡仁汤排之(薏苡仁、瓜蒌仁、丹皮、白芍);小腹疼痛,小便不利,脓壅滞也,用牡丹皮散主之(丹皮、瓜蒌仁、桃仁、薏苡仁);气血虚者,宜八珍汤加黄芪、肉桂、丹皮、北五味敛而补之。临床可以参考采用。

【第四节】　问曰:寸口脉浮微而涩,法❶当亡血,若汗出。设不汗出者云何? 答曰:若身有疮①,被刀斧所伤,亡血故也。

【词解】①疮:古作创,就是金疮。

【语释】问:寸口脉浮微而涩,浮则为虚,浮而微为气虚,浮而涩为血虚。气与血是互相依存的,血虚气也虚。所以这种脉象,多见于吐血、下血的患者;血汗同源,也见于多汗、盗汗的患者。倘若既未吐血下血,又不多汗盗汗,那么这种脉象是怎样发生的呢? 师说:当观察身体上是否有创伤,若身上有创伤,则是被刀斧等所伤,出血太多,仍是亡血的缘故。

【第五节】　病金疮,王不留行散主之。

【语释】为金刃刀斧所伤的,或创口防护不周而溃烂成疮的,都可用王不留行散主治。或外敷,或内服都可。

王不留行散方❷

王不留行十分(八月八日采)　蒴藋细叶十分(七月七日采)　桑东南根皮

---

❶　法:邓本作然。
❷　王不留行散方:邓本脱文。

十分(三月三日采)　甘草十八分　川椒三分(除目及闭口,去汗)　黄芩二分　干姜二分　厚朴二分　芍药二分

上九味,桑根皮以上三味烧灰存性,勿令灰❶过,各别杵筛,合治之为散,服方寸匕。小疮则粉之①,大疮但服之,产后亦可服。如风寒,桑东根勿取之。前三物皆阴干百日。

【词解】①粉之:即外敷的意思。

【方解】王不留行能治金疮,止血,镇痛;蒴藋,《神农本草经》不载治金疮,但接骨木一名蒴藋,《唐本草》说它能治折伤,续筋骨;桑根白皮能治断绝的脉管,愈合金疮。烧灰存性,是取其"黑能止血"之意,阴干百日,以保存其本性,这是本方的主药。血虚多生内热,故又用黄芩、芍药以凉血。血虚又使阳气不运,故又用川椒、干姜以温运阳气。倍加甘草益气解毒,少用厚朴行滞利气。合之为治金疮的效方。因能行瘀血,故产后亦可服。

排脓散方

枳实十六枚　芍药六分　桔梗二分

上三味,杵为散,取鸡子黄一枚,以药散与鸡黄相等,揉和令相得,饮和服之,日一服。

【方解】枳实苦寒,除热破滞用以为君;芍药能通血痹;桔梗能开气结;鸡子黄则补充正气而排脓外出,故为排脓主方。

排脓汤方

甘草二两　桔梗三两　生姜一两　大枣十枚

上四味,以水三升,煮取一升,温服五合,日再服。

【方解】桔梗、甘草能开利肺胃排脓外出;佐生姜、大枣宣发营卫,以加速疮疡的愈合。

【按语】以上二方,都以排脓为名,都用桔梗,可见桔梗是排脓的要药。排脓散即枳实芍药散加桔梗、鸡子黄。枳实芍药散本治产后瘀血腹痛,而排脓散是用于痈疮将成,从大肠泄滞破血的方剂;排脓汤即桔梗汤加干姜、大枣,桔梗汤本治肺痈,而排脓汤当适用于上部胸喉之间的疮痈疾患。

【第六节】　浸淫疮,从口流向四肢者可治,从四肢流来入口者不可治。

---

❶　灰:邓本漫漶。

【语释】浸淫疮,生于皮肤,成疮出汁,浸淫沾染,乃遍及全身。若先从口部发生,然后流散于四肢,是从内向外,为顺而可治;若先从四肢发生,然后流向口部,是从外向内,为逆而难治。

【按语】《千金方》云:"浸淫疮者,浅掻之蔓延常不止。瘙痒,初如疥,搔之转生汁相连者是也。"《诸病源候论·浸淫疮候》云:"浸淫疮,是心家有风热,发于肌肤,初生甚小,先痒后痛而成疮汁出,浸渍肌肉,浸淫渐阔,乃遍体。"观上述证候,可知是一种湿热浸淫的皮肤病,即现在的黄水疮之类。"从口流向四肢者可治,从四肢流来入口者不可治",是说明毒外出为顺,内攻为逆的意思,应当灵活掌握。

【第七节】 浸淫疮,黄连粉主之。方未见。

【语释】黄连粉,可能是用黄连一味为粉敷之,取其苦能燥湿,寒能除热的意思。《外科精义》以一味黄柏散调涂,也就是这个意思。

结 语

本篇对疮痈、肠痈、浸淫疮等,除在病理、诊断上做了大体说明外,对治疗方面,则仅有五方。因此,我们还要参考后贤著作,如《外科准绳》《金鉴外科》《疡科大全》《外科正宗》《疡科心得》《外科全生集》等,才能掌握全面的治疗方法。

方剂中最突出的是薏苡附子败酱散和大黄牡丹汤,疗效极为准确。此外,如王不留行散治疗金疮,排脓散、排脓汤排除内脏痈脓,这些方剂,都是古人临床经验的积累,我们还应结合临床做进一步的研究。

浸淫疮是一种极普通的皮肤病,"从口流向四肢易治,从四肢流入口难治"。可见,疾病的传变,一般是由里出外者易治,由外入里者难治。这是一般疾病发展的统一规律。在本篇只可领会其精神,不要机械地认识它。

跗蹶手指臂肿转筋阴狐疝蚘虫病脉证治第十九

论一首　脉证一条　方四首

本篇脉证方论仅八节,而所论述疾病则有五种,大约是仲景把条文之奇零不能独自成篇的,归纳而为本篇。所以陆渊雷说它"最为不类"。但其中的治疗方法,却有些是很好的临床经验。

【第一节】　师曰:病跗蹶,其人但能前不能却,刺腨^①入二寸,此太阳经伤也。

注:原本与下节为一节,据《金匮要略心典》本改。

【词解】①腨:音踹,就是腿肚。

【语释】师说:跗蹶的患者,其症状但能向前而不能后退,表现为行动失常。治疗时应刺腿肚部深入二寸。因为这种病是太阳经受伤所致,腿肚是太阳经通行的部位,故应刺此处。

【按语】跗蹶,后世注者有些改为"趺蹶"。按《灵枢·经脉篇》足太阳有"腘如结,腨如裂"的踝厥病,在本篇又和手指臂肿等病同论,似仍以"跗蹶"为是。

【第二节】　病人常以手指臂肿动,此人身体瞤瞤者,藜芦甘草汤主之。

【语释】病人常常发现手指或臂肿而瘈动,其身体也瞤瞤然而动的,这是风痰阻滞胸膈,气机不能通调的现象,应用藜芦甘草汤以涌吐其风痰。

藜芦甘草汤方_{方未见。}

【按语】本条是从药审证而知其为痰。在诊断上仍须结合其他症状,不可但见"手指臂肿动",即用藜芦甘草汤等涌吐的方剂。

【第三节】　转筋之为病,其人臂脚直,脉上下行,微弦,转筋入腹者,鸡屎白散主之。

【语释】转筋病的症状,使人臂脚强直,这是由于血虚津耗,不能濡养筋脉的缘故。所以它的脉搏也直而有力,形成弦象。若是转筋而牵连到腹部,这是湿浊之邪阻滞中焦,气机不能达于四肢的表现,当用鸡屎白散以导浊下出。

【按语】转筋的成因不一,有属于下焦虚寒的,若再受到寒邪的侵袭,往往从腿肚转筋疼痛;有属于脱水的,如霍乱脱水过多的患者,往往出现转筋。《内经》说的"气血皆少者,则善转筋"就是这一种;有属于湿邪阻滞,阳气不能布达的,如本条鸡屎白散证就是。

观文中"转筋入腹者,鸡屎白散主之",可知鸡屎白散不是为转筋设而是为入腹设。因转筋入腹的根源在于腹中的湿邪阻滞,鸡屎白散善于祛除湿热。在临床上应细心体察,不得以鸡屎白散泛治一切转筋。

"脉上下行,微弦"的"微"字疑误。因"脉上下行"是形容脉搏强直的意思。痉湿暍篇说:"痉脉按之紧如弦,直上下行",李彣认为"上下行者,自寸至尺,皆见紧直之脉也",据此,"上下行"显系强直的脉象,即不宜谓为微弦。

鸡屎白散方

鸡屎白

上一味,为散,取方寸匕,以水六合,和温服。

【方解】《内经》鸡屎醴治膨胀,云能泻下恶浊,据此则知鸡屎白是治湿浊阻滞中焦,津液不得布达所出现的转筋。若气血虚寒的转筋,则非本方所宜。

【第四节】 阴狐疝气者,偏有小大,时时上下,蜘蛛散主之。

【语释】阴狐疝气病,是寒湿之邪,侵袭肝经而表现出阴囊偏大偏小、出没无常的症状,所以叫作狐疝,应用蜘蛛散主治,以温通寒湿之邪。

【按语】狐疝是七疝之一,它的特征就在于病势时上时下,和前面所说的寒疝是不相同的。

蜘蛛散方❶

蜘蛛十四枚(熬焦)　桂枝半两

上二味,为散,取八分一匕,饮和服,日再服。蜜丸亦可。

【方解】蜘蛛能泄下焦结气,桂枝入肝,专能温散沉阴结疝,故二味合用以治狐疝。

---

❶　蜘蛛散方:邓本脱文。

【第五节】 问曰:病腹痛有虫,其脉何以别之? 师曰:腹中痛其脉当沉若弦,反洪大,故有蛔虫。

【语释】问:腹痛的疾患,有因蛔虫的,有不因蛔虫的,诊断时脉搏有什么分别呢? 师说:腹中痛是阳气内闭的病变,阳气内闭则不能外达,故脉搏当沉或弦。若见洪大的脉象,这就不是阳气内闭,应当考虑到他是有蛔虫了。

【按语】本条是论述腹痛病有虫无虫的不同脉象,学习时应结合下节互相参照。因单凭脉象不能确诊为是否有虫,必须结合其他症状,才能作出正确的诊断。

【李批】本节是腹痛有虫之脉。

【第六节】 蛔虫之为病,令人吐涎,心痛,发作有时,毒药不止,甘草粉蜜汤主之。

【语释】蛔虫病发作时,使人口吐涎沫、心痛,这是因为蛔虫活动时刺激了胃的缘故。若蛔虫伏而不动,就止而不痛,所以发作有时。若用毒药治之不效,是蛔虫对毒药拒而不食的缘故,应用甘草粉蜜汤主治,以甘味药诱而杀之。

【按语】此节承上节而阐明蛔虫的症状及其治法。这说明有上节的脉象再具有本节的症状,才可确诊为有蛔虫。方内的粉,多数注家都作铅粉。唯《千金》用梁米粉,《外台》用白梁粉。因此,有人认为是米粉,但据《本草纲目》的记载,铅粉能杀三虫,则知本方的粉应为铅粉。不过铅粉有毒,用时须慎重。

曹颖甫曾治一患者,始病吐蛔,一二日后暴厥若死,用乌梅丸不效。后以本方用铅粉治之,半日许下蛔虫如拇指大者九条,其病乃愈。

甘草粉蜜汤方

甘草二两　粉一两❶　蜜四两

上三味,以水三升,先煮甘草,取二升,去滓,内粉蜜,搅令和,煎如薄粥,温服一升,差即止。

【方解】本方用甘草、蜜之甘以缓其急,并使蛔虫易于就食,用铅粉之毒以杀其虫,合之为缓痛杀虫之剂,故用于"毒药不止者"有效。

【李批】本节是腹痛有虫之证。

"毒药不止"恐是蛔虫阻塞,蜜有滑肠舒张之效,故治之欤? 当待诸实验。

"毒药不止"亦即后世"诸药不效"之意,是指服用一般杀虫药而不效者,因

---

❶ 一两:邓本后有衍字重。

此更应当考虑是蛔虫阻塞。

【第七节】 蛔厥者,当吐蛔,令❶病者静,而复时烦,此为脏寒。蛔上入膈故烦,须臾复止,得食而呕,又烦者,蛔闻食臭出,其人常自吐蛔。

【语释】蛔虫病,手足厥逆的,当吐蛔虫。今病者时安静,有时烦躁,这是由于脏寒的缘故。因蛔虫喜温恶寒,脏寒则蛔虫上扰于膈,故使人烦,蛔虫暂安不动则烦复止。饮食后蛔虫闻到食味则又活动就食,故使人呕而又烦,在呕吐时就可能吐出蛔虫。

【按语】本条是说明脏寒的蛔厥病。"蛔厥者;当吐蛔"这六个字,是蛔厥的特征,以下则解释吐蛔的原因,并附带阐明蛔厥的其他症状。

【李批】上节辨证的关键是"发作有时",此节辨证的关键是"静而复时烦"。

【第八节】 蛔厥者,乌梅丸主之。

【语释】蛔厥的患者,主要是由于脏寒,所以应用乌梅丸以杀虫温寒。

【按语】甘草粉蜜汤的主证是蛔虫活动而激刺到胃,故令人吐涎心痛,治疗上是以杀蛔虫为主,而安胃为辅。乌梅丸的主证是蛔虫避寒而上扰,故令人心烦吐蛔。治疗上是以温寒为主,以安蛔为辅。同一蛔虫病变,治法迥然不同,应深刻体会其意。

乌梅丸方

乌梅三百个　细辛六两　附子六两(炮)　黄连一斤　当归四两

黄柏六两　桂枝六两　人参六两　干姜十两　川椒四两(去汗)

上十味,异捣筛,合治之,以苦酒渍乌梅一宿,去核,蒸之五升米下,饭熟捣成泥,和药令相得,内臼中,与蜜杵二千下,丸如梧子大,先食饮服十丸,日❷三服,稍加至二十丸,禁生冷滑臭等食。

【方解】蛔虫得酸则伏,故用乌梅为君;得苦则安,故佐以连、柏;得寒则动,故用桂、附、姜、椒、细辛以温其寒;又有人参当归以培其中气,故用以主治蛔虫扰动的病变。据最近报道用以治疗蛔入胆道病,效果也很好。

---

❶ 令:《玉函经》作今,义胜。
❷ 日:邓本脱文。

结　语

篇中对跌蹶、手指臂肿及转筋、阴狐疝等病的论述既不全面，对藜芦甘草汤又缺而不载，在研究上是有一定困难的。但对蛔虫病的阐述及其治法，都是临床上疗效显著的宝贵经验。就是藜芦甘草汤方虽不见，从药物也可推知是涌吐剂。手指臂肿而用藜芦甘草汤涌吐痰涎，转筋而用鸡屎白散泻利湿浊，其中都具有深意，不应以残缺不全而忽略了对它的研究。

妇人妊娠病脉证并治第二十

证三条　方八首

本篇主要是介绍妊娠期内一般疾病的诊断和治疗。又因为癥病初起，多与妊娠相似。为了避免误诊和误治，所以对于怀孕和癥病的鉴别，也做了详细的论述。

【第一节】　师曰：妇人得平脉，阴脉小弱，其人渴，不能食，无寒热，名妊娠，桂枝汤主之。方见下利中。于法六十日，当有此证，设有医治逆者，却一月加吐下者，则绝之。

【语释】师曰：妇人月经已经停止，而脉搏却很正常，仅仅尺脉稍微弱，口中觉渴，食欲不佳，又没有寒热症状，这是妊娠现象。因为胎元蚀气，所以尺脉小弱；血液养胎，津液不足，所以其人渴；胎阻胃气，所以不能食。一般在受胎后六十天，当有此症。在此时应用桂枝汤调其阴阳和其荣卫，这些症状就消失了。倘若医生不知是怀孕，却于一月之后，经不来时，疑为经闭，或将到两月时，以渴不能食，疑为邪在胸胃，妄加吐下，此为治之逆，应赶快断绝医药。

【按语】此节说明，当妇人经停时，应首先考虑到妊娠，不可贸然通经破血，造成医疗错误。因胎元初结，经血归胞养胎，脉搏还不能流利滑数，仅觉阴脉稍弱，这是对妊娠诊断最困难的时期，也是最应注意的时期。

【李批】喻嘉言《寓意草》：一妇病膈二十余日，饮粒全不入口，尺脉已绝不至。询其二便，自病起至今从未一通，一味痰沫上涌，恹恹待尽。诊得上部有脉，下部无脉，是吐则未必死也。但得天气下降，则地道自通。然妇人尺脉全无，莫可验其受孕，万一伤之，呼吸立断。用六君子加旋覆花，煎调赤石脂末，服下呕即稍定，三日后渐不呕。又三日后粥饮渐加，举家欣快，但病者全不大便，刻刻以通利为嘱。曰："脏气久结，食饮入胃不多，积之既久，自然通透，若以归、地润肠，恐滞膈而作呕，硝、黄通肠，恐伤胎而殒命。"姑弗其请。坚持三五日，气下肠通。腹中之孕，果渐形着，而病全瘳矣。

按：恶阻呕吐至于尺脉全无，似可用来解释"加吐下者，则绝之"的经文。

附

从"阴脉小弱,其人渴"想到的

《金匮要略·妇人妊娠篇》第一节云:"师曰,妇人得平脉,阴脉小弱,其人渴。不能食,无寒热,名妊娠,桂枝汤主之。于法六十日当有此证,设有医治逆者,却一月加吐下者,则绝之。"

注家有认为"渴"当作"呕"的,这是只知恶阻有呕症,不知亦有渴症。按张呆《医说》载:"一妇人暴渴,唯饮五味汁,名医耿隅诊其脉,曰,此血欲凝,非疾也,而果孕。"

"则绝之"三字,注家有不同的解释,有认为是禁绝医药,听其自愈的,有认为是随症治疗,断绝其病根的,俱不能令人满意。按喻嘉言《寓意草》曾载一医案,大意是:妇人严重呕吐,二十余日,从未大便,尺脉已绝,病家屡令其通利大便。但喻氏认为,尺脉不见,莫可验其受孕与否,不应鲁莽攻下,只用六君子汤加旋覆花,调赤石脂末与服。服后呕稍定,三日后渐不呕,又三日,饮粥渐加,最后终于孕形渐显。据此,"则绝之"若指为尺脉绝,就更觉辞理通顺。盖因正常孕脉,应当是"阴搏阳别",即尺脉搏指有力,与寸脉迥别。上文"阴脉小弱",已经容易误诊,如果又加吐下(不管是病人自吐自下,或由误药致成吐下,都可能使小弱的阴脉渐至绝而不见),就更容易误诊。因此"则绝之"三字,应与上文"阴脉小弱"联系起来看,是孕脉的特殊情况,也是提示临床者加以注意。是否应作如此解。书此供读者参考。

(引——读《金匮要略》札记·李克绍)

【第二节】 妇人宿有癥病,经断未及三月,而得漏下不止,胎动在脐上者,为癥痼害。妊娠六月动者,前三月经水利时,胎。下血者,后断三月,衃①也。所以血不止者,其癥不去故也,当下其癥,桂枝茯苓丸主之。

【词解】①衃:音拍,败恶凝聚的血液。

【语释】妇人平素腹中就有癥块,以后渐至经闭,未到三个月,忽又漏下不止,自觉好像胎动,却在脐部以上,这是癥痼为害,绝非妊娠。因为妊娠动连脐上,须满六个月以后,又必须结合经断以前的情形。若经断前三个月经水正常,经断后又经过六个月,才动连脐上,就可确定是胎。若平素有癥病,经断前月经必然就不正常,且三个月即动,又动在脐上,这是气随血动,所以断定不是妊娠。其所以下血的缘故,是经断后三个月有积而未下的瘀血,其色必紫黑晦暗,名曰衃血。唯其有癥痼在,所以初则血流不畅而经闭,继则积而大下不止。治疗的方法,当以下癥为主,应用桂枝茯苓丸主治。

【按语】此节是妊娠和癥痼的鉴别。二者都能令经断,但癥之经断,由于渐积,未断前必已经水不调。胎之经断,是正常的生理现象,胎前必经水正常。癥之下血,为停瘀之血,必紫黯成块;妊娠下血,为正常之血,必色红鲜润。妊娠之子宫膨大,是按月增长,按之匀停柔软而不痛;癥之膨大,不是按月增长,多硬固而突兀不平,多有压痛。妊娠须足四个月始动,癥则一般不动,或因下血而动,但不限于日期的久暂,其活动也多呈现痉挛悸惕现象,和胎动不同。

桂枝茯苓丸方

桂枝　茯苓　牡丹(去心)　桃仁(去皮尖,熬)　芍药各等分

上五味,末之,炼蜜和丸,如兔屎大,每日食前服一丸,不知,加至三丸。

【方解】牡丹、桃仁攻癥,桂枝和卫,芍药和荣,茯苓和中,五味并用是治癥痼瘀血的平妥方剂。

【第三节】　妇人怀娠六七月,脉弦发热,其胎愈胀,腹痛恶寒者,少腹如扇,所以然者,子脏开故也,当以附子汤温其脏。方未见。

【语释】妇人怀孕,当六七个月的时候,脉弦,发热,胎愈胀大,这好似妊娠兼有外感。但身不痛而腹痛,背不恶寒而腹反恶寒,甚至少腹阵阵作冷,习习如扇,这不是外感,而是子脏的阳气虚弱不能固密的缘故,应以附子汤温其子宫。

【按语】附子汤方未见,当是《伤寒论》中的附子汤。用附子以温脏,参、术、茯苓、芍以安胎。

【第四节】　师曰:妇人有漏下者,有半产后,因续下血都不绝者,有妊娠下血者,假令妊娠腹中痛,为胞阻,胶艾汤主之。

【语释】师曰:妇人子宫下血的原因很多,有似乎行经而淋漓不断的,名曰漏下;有小产以后,下血连绵不绝的;有怀孕期间下血的。假若怀孕期间下血而兼有腹痛的,是胞中气血不和,阻其化育,叫作胞阻,应用胶艾汤主治。

【按语】此节为胞阻者出其方治。胞阻,《脉经》名胞漏,《巢源》名漏胞。《巢源·妊娠漏胞候》云:"漏胞者,谓妊娠之月,而经水时下,此由冲任脉虚,不能制约太阳少阴之经血故也。"冲任之脉,为经脉之海,皆起于胞内。手太阳,

小肠脉也;手少阴,心脉也。是二经为表里,上为乳汁,下为月水。有孕之人,经水所以断者,壅之以养胎,而蓄之为乳汁,冲任气虚,则胞内泄漏,不能制其经血,故月水时下,亦名"胞阻"。这是古人对妊娠生理变化的一般认识。

芎归胶艾汤方一方加干姜一两,胡氏治妇人胞动,无干姜。

川芎　阿胶　甘草各二两　艾叶　当归各三两　芍药四两　干地黄六两❶

上七味,以水五升,清酒三升,合煮取三升,去滓,内胶,令❷消尽,温服一升,日三服。不差,更作。

【方解】芎、归、地、芍补血养血,阿胶、艾叶安胎止血。用甘草以和中,用酒煎以助药力,为妊娠下血的正方,又能补冲任,温子宫,所以不论漏下、半产下血、胞阻等,凡下血之偏于虚的都能治疗。

【第五节】　妇人怀妊,腹中疞①痛,当归芍药散主之。

【词解】①疞:音绞,腹中急。

【语释】怀孕期间,腹中挛急而痛,别无他症的,大都是血虚挟有水气。因血虚而挟有水气,则气血阻滞而腹中急痛。当补血破滞,健脾利水,应用当归芍药散主治。

【按语】本节原文太简,述症很不详细。但从药物上来推断,可能是妊娠期间血因养胎而不足,以致气血运转迟缓,水湿之气因而停滞的缘故。

当归芍药散,又在杂病篇主治妇人腹中诸疾痛,可知本方的应用范围很广。

当归芍药散方

当归三两　芍药一斤　川芎半斤一作三两　茯苓四两　泽泻半斤　白术四两

上六味,杵为散,取方寸匕,酒和,日三服。

【方解】芎、归补血虚,苓、泽除水气,重用芍药以行滞止痛,兼用白术补脾安胎,所以能安胎镇痛。

【李批】《中医杂志》1991 年 8 期报道,当归芍药散加蜈蚣、僵蚕、全蝎治一老妇半侧舞蹈症有效。又日本福冈大学原道弘证实本方治疗早老性痴呆有效。

---

❶　六两:邓本脱文。
❷　令:邓本漫漶。

【第六节】 妊娠呕吐不止,干姜人参半夏丸主之。

【语释】 妊娠呕吐,叫作恶阻。轻者无须治疗。若呕吐不止的,应考虑到久吐伤胃,转为虚寒,应用降逆止呕、温胃祛寒的干姜人参半夏丸主治。

【按语】 病机的虚实寒热,有因于体质的,有因于病情转化的。恶阻之病,大半属热,此节提出"不止"二字,使人应注意到虚寒。一般易知,特殊难辨,故对于特殊的详加说明,对于一般的从简从略,这是仲景著书的特点。

干姜人参半夏丸方

干姜　人参各一两　半夏二两

上三味,末之,以生姜汁糊为丸,如梧子大,饮服十丸,日三服。

【方解】 干姜祛寒,半夏止呕,佐以人参,不但补益胃气,且能固摄胎元。陈修园说"半夏得人参,不惟不碍胎,且能固胎",故用以治妊娠呕吐。

【第七节】 妊娠小便难,饮食如故,当归贝母苦参丸❶主之。

【语释】 怀孕的妇人,小便艰涩而难,但饮食和平素一样,证明中焦无病,而是血虚生热、津液涩少的缘故,应当滋其化源,清其虚热,以当归贝母苦参丸主治。

当归贝母苦参丸方男子加滑石半两。

当归　贝母　苦参各四两

上三味,末之,炼蜜丸如小豆大,饮服三丸,加至十丸。

【方解】 当归益阴血,补女子诸不足;苦参除伏热,治尿有余沥;贝母疗郁结,主淋漓邪气。合而用之,则血生热除,津液充足,小便自然就不困难了。

【第八节】 妊娠有水气,身重,小便不利,洒淅恶寒,起即头眩,葵子茯苓散主之。

【语释】 妊娠而兼患水气病的,水湿之邪,侵入肌肉,则身体沉重;膀胱的阳气不化,则小便不利;卫阳不能外行,则身上阵阵恶寒,如洒冷水一样;阳气不能上升,坐起则头目眩晕。当采取利水通阳的治法,应用葵子茯苓散主治。

【按语】 无水气症状而小便难的偏于虚,有水气症状而小便不利的偏于实。所以前者宜滋化源,后者宜利小便。

陈灵石说:"《中藏经》五皮饮加紫苏,水煎服,甚效。"

---

❶ 当归贝母苦参丸:邓本作归母苦参丸。

葵子茯苓散方

葵子一升　茯苓三两

上二味,杵为散,饮服方寸匕,日三服,小便利则愈。

【方解】葵子性滑,归肾利窍,茯苓淡渗,化气行水,水气去,阳气通,诸症自能痊愈。有人怀疑葵子能堕胎,不宜用于妊妇。不知有病,则病当之,利水正所以安胎,和第六节干姜半夏之治呕吐,都是《内经》"有故无陨"的道理。

【李批】《医通》:本方加滑石、芒硝、甘草、肉桂治石淋。

【第九节】　妇人妊娠,宜常服当归散主之。

【语释】怀孕的妇人,需要大量的血以养胎,往往因血不足而生热;胎阻气化,又容易郁而生湿。为预防胎前诸病和安胎起见,应常服清热利湿的当归散为适宜。

当归散方

当归　黄芩　芍药　川芎各一斤　白术半斤

上五味,杵为散,酒饮服方寸匕,日再服。妊娠常服即易产,胎无苦疾,产后百病悉主之。

【方解】川芎、当归、芍药以和血,黄芩以清热,白术以祛湿,湿热清,血脉和,其胎自安。朱丹溪称黄芩、白术为"安胎圣药",即本于此。

【第十节】　妊娠养胎,白术散主之。

【语释】肥盛的孕妇,又每多寒湿,寒湿太盛也能妨碍胎儿的发育,又当祛寒湿以养胎,应用白术散主之。

【按语】当归散清热利湿,白术散祛寒胜湿,仲景并列于此,示人当根据不同的体质,灵活运用。

白术散方见《外台》

白术四分　川芎四分　蜀椒三分(去汗)　牡蛎三分

上四味,杵为散,酒服一钱匕,日三服,夜一服。但苦痛,加芍药;心下毒痛,倍加川芎;心烦吐痛,不能食饮,加细辛一两,半夏大者二十枚。服之后,更以醋浆水服之。若呕,以醋浆水服之;复不解者,小麦汁服之;已后渴者,大麦粥服之;病虽愈,服之勿置。

【方解】白术、牡蛎燥湿,川芎畅达血行,蜀椒祛寒湿,寒湿去,血行畅,则胎得温养。芍药能缓中、镇痛,故苦痛者加之;川芎能温中,故毒痛者倍之;痰饮在心膈则心烦吐痛,不能食,故加细辛破痰下水,半夏消痰去水,更服浆水以调中。若呕者,复用浆水服药止呕,呕不止,再用小麦汁以和胃。呕止而胃无津液作渴的,食大麦粥以生津液。病虽愈,亦应继续服用,以防复发,不应如其他汤药一服知则停后服。

【第十一节】 妇人伤胎,怀身腹满,不得小便,从腰以下重,如有水气状。怀身七月,太阴当养不养[1],此心气实,当刺泻劳宫及关元,小便微利则愈。见《玉函》。

【词解】[1]太阴当养不养:《千金》徐之才逐月养胎方云:"妊娠一月,足厥阴脉养之,二月足少阳脉,三月手心主脉,四月手少阳脉,五月足太阴脉,六月足阳明脉,七月手太阴脉,八月手阳明脉,九月足少阴脉。"

又云:"一月胎胚,二月始膏,三月始胞,四月形体成,五月能动,六月筋骨立,七月毛发生,八月脏腑具,九月谷气入,十月诸神备。"其中结合了五行相生的顺序来说明胎儿发育的过程,这是古人的一种认识。

【语释】妇人伤胎,每因怀孕以后,腹部发满,不得小便,从腰以下沉重,像有水气一样。有了这些症状,胎便容易受伤,而这些症状,又多见于妊娠七个月的期间。因为这时手太阴肺经养胎的时候,若其人心火气实,必克肺金,肺金被克则失其清肃,不能通调水道,就要出现这些症状。当用刺法泻手厥阴经的劳宫穴,以泻心气之实;兼刺小肠募的关元穴,以微利小便,则愈。

【按语】此节文字深奥,很难理解,且关元穴妊妇禁刺,当存疑待考。

结　语

本篇对妇人妊娠期的病理诊断及治疗等做了概括性说明。在诊断方面,初孕不见胎形,须与经闭鉴别;既已成形,又须与癥瘕鉴别。与经闭的鉴别,指出"阴脉小弱";与癥瘕的鉴别,指出"前三月经水利",这都是古人从细微处指出的鉴别方法。在临床上仍应结合其他症状细心分析,才能作出正确的诊断。

对妊娠病的治疗,是建立在胎儿和母体的整体的观点上。如胎阻用胶艾汤,腹痛用当归芍药散,虽以止血、止痛为目的,但都包括了安胎的意义。尤其是子脏开用附子汤、呕吐不止用干姜人参半夏丸、水气用葵子茯苓散,多属妊娠禁忌药,充分显示出"去病即所以安胎"的精神,同时也说明了仲景用药的灵活性。又如妊娠常服当归散、养胎服白术散,目的在于安胎。而清热利湿,散寒祛湿,用药的宜寒宜热,都是根据母体的不同禀赋来作决定,更表达出中医"辨证论治"的特点。不过由于历史条件的限制,无论是在诊断还是治疗等方面,都还不够具体,又由于年代久远,传抄错讹,因而在某些问题上不可理解,这正有待于我们通过临床证验,做进一步的研究。

妇人产后病脉证治第二十一

论一首　证六条　方七首

本篇对因妇人产后的特点所容易引起的几种病变,如痉、郁冒、大便难、腹痛等,作了扼要的说明。当然,妇人产后不仅是这几种病,但我们从这几种病的论述和治疗中,可以进一步地认识到妇人产后病的一般规律及其治疗原则。因此,我们学习本篇不仅要理解其条文,而且更重要的是领悟其精神。

【第一节】 问曰:新产妇人有三病,一者病痉,二者病郁冒,三者大便难,何谓也? 师曰:新产血虚,多汗出,喜中风,故令病痉;亡血复汗,寒多,故令郁冒;亡津液,胃燥,故大便难。

注:原本与下节合为一节,据《金匮要略心典》改。

【语释】问:新产后的妇人有三种病容易发生,一是痉病,二是郁冒病,三是大便困难。这是什么原因呢? 师说:因新产后失血过多不能濡养筋脉,又因产妇常常出汗毛孔开张,很容易感受风邪,所以容易发生筋脉挛急的痉病。产后失血出汗则正气虚弱,若寒邪郁遏则虚阳上越,因而容易发生昏厥郁冒。又以失血后津液枯燥,胃肠不润滑,容易发生大便困难。

【按语】此节说明新产妇人因为亡血失津的缘故,可能产生这三种重要疾患。痉病,是由于血虚招风,筋脉失养;郁冒,是由于阴气内伤,虚阳上越;大便难,是由于津液内伤,不能濡润肠胃。举出这三种病变,说明血虚津枯的病理机转,使人知所注意。

【第二节】 产妇郁冒,其脉微弱,呕不能食❶,大便反坚,但头汗出。所以然者,血虚而厥,厥而必冒,冒家欲解,必大汗出。以血虚下厥,孤阳上出,故头汗出。所以产妇喜汗出者,亡阴血虚,阳气独盛,故当汗出,阴阳乃复。大便坚,呕不能食,小柴胡汤主之。方见呕吐中。

❶ 呕不能食:邓本作不能食。

【语释】产妇外有表邪,因而发现郁冒的症状,她的脉搏微弱无力,更有呕而不能食、大便坚硬、但头汗出等症状。这是由于血虚而阳气厥逆的缘故。凡血虚而阳气上逆的,其人必然郁冒。郁冒将要解除时,一定要出汗,这样,上越的阳气和表邪才得以发散。因为血虚于下,孤阳上越,所以但头汗出。一般的产妇不郁冒,而时常自汗出,这是脱血阴虚,阳气调盛,所以微微出汗。因微汗出而使阴阳恢复平衡,这是人体的自然疗能。若有表寒,阴虚阳盛以致郁冒,同时又大便坚硬,呕而不能食的,应用小柴胡汤主治,以和其阴阳。

【按语】本节系承上节而阐明郁冒的证治。可分四段看:自"产妇郁冒"至"但头汗出"为一段,是总的说明症状。自"所以热者"至"故头汗出"为一段,是阐明因虚致冒,因冒而头汗出的病理。自"产妇喜汗出者"至"阴阳乃复"为一段,是说明产妇喜汗出的道理。自"大便坚"至末为一段,指出郁冒的治法。

产后郁冒和血晕不同,郁冒是外兼寒邪,正气太虚,有似战汗,所以汗出则解。血晕有两种:一种是出血过多,血虚而晕;一种是出血过少,瘀血上冲而晕。出血过多而晕的大汗出多成虚脱。其症眼闭口开,手撒肢冷,六脉细微或浮虚。瘀血上冲而晕的多不出汗,其症胸满腹胀痛,气粗两手握拳,牙关紧闭。临诊时必须仔细诊察,再问明产妇临产时出血多少,方不致误。

【第三节】 病解能食,七八日更发热者,此为胃实,大承气汤主之。方见痓病中。

【语释】产妇的"郁冒""但头汗出"等病已解,而又呕止能食,到七八天更发热的,这是外感的余邪未尽,因食而又助其邪热,以致胃实,应用大承气汤主治,以荡除其实热。

【按语】大虚之后,也有实证,实证就从实治,这是仲景"辨证施治"的精妙处。但必确系形气俱实,胃强能食者方可用之,否则不可轻试。

【第四节】 产后腹中疠痛,当归生姜羊肉汤主之;并治腹中寒疝,虚劳不足。

【语释】妇人产后腹中拘急而痛,这是血虚有寒的缘故,应用当归生姜羊肉汤以温补其血虚。此方并能治疗腹中寒疝及虚劳不足等病。

【按语】本节是血虚有寒而腹痛的治法,与前妊娠篇的腹中疠痛病机不同。妊娠的"腹中疠痛"是血虚而滞兼有水气,故用当归芍药散,以行血去水;产后的"腹中疠痛"是血虚有寒,故用当归生姜羊肉汤,以补虚温寒。

本方所主治的虚劳不足,和黄芪建中汤也不相同。黄芪建中是阴阳俱不足而本方则主要在于血虚有寒,又当分辨认识。

当归生姜羊肉汤方见寒疝中。

【李批】张杲《医说》引《本草衍义》:一妇人产当寒月,寒气入于产门,脐下胀满,手不敢犯,此寒疝也。医将治之以抵当汤,谓其有瘀血。尝教之曰:非其治也,可服张仲景羊肉汤,二服而愈。

【第五节】 产后腹痛,烦满不得卧,枳实芍药散主之。

【语释】产后腹中痛而兼有烦满不得卧的症状,这证明不是里虚而是里实,是气结血滞而作痛,应用枳实芍药散主治以行其气血。

【按语】本节是产后气结血滞而腹痛的治法,和上节一虚一实,可互相对勘。

枳实❶芍药散方

枳实(烧令黑,勿太过) 芍药等分

上二味,杵为散,服方寸匕,日三服,并主痈脓,以麦粥下之。

【方解】枳实能行气滞,芍药能行血滞,故用以主治气血结滞之腹痛。佐以麦粥,是于行滞之中兼以补益,痈脓之证也是由于气血凝聚而成,故并能主治。

【第六节】 师曰:产后腹痛,法当以枳实芍药散,假令不愈者,此为腹中有干血著脐下,宜下瘀血汤主之。亦主经水不利。

【语释】妇人产后腹中痛,又确诊为里实腹痛,按治法应用枳实芍药散。但服药后腹痛不愈的,这是药轻不能胜病。因病人腹中有瘀血干着于脐下;不是枳实芍药散所能治疗的,应用下瘀血汤以攻其瘀血。此方也能治瘀血结滞的月经不利。

【按语】本节是产后瘀血凝滞而腹痛的治法。

下瘀血汤方

大黄二两 桃仁二十枚 䗪虫二十枚(熬,去足)

上三味,末之,炼蜜和为四丸,以酒一升,煎一丸,取八合,顿服之,新血下如豚肝。

【方解】瘀血已成,非用润燥荡涤之剂不能去。本方用大黄荡涤,桃仁润

---

❶ 枳实:邓本漫漶。

燥，䗪虫下血，用蜜以补不足，且暖中止痛，故为治瘀血之妙方。

【第七节】　产后七八日，无太阳证，少腹坚痛，此恶露不尽，不大便，烦躁发热，切脉微实，再倍发热，日晡时烦躁者，不食，食则谵语，至夜即愈，宜大承气汤主之。热在里，结在膀胱也。方见痉病中。

【语释】产后七八天，没有恶寒、发热、头项强痛的太阳证，而少腹部感到坚满疼痛，这是恶露不尽瘀血停滞的征象，理应下其瘀血。若再有不大便、烦躁发热的症状，其脉搏又微见实象，这是阳明胃实的现象。严重的且加倍发热、烦躁不能食，强食则热愈甚而谵语。其谵语至夜即愈，可知是阳明实热，应以大承气汤主治。因为这时是热邪郁于阳明之里，又有瘀血结在膀胱。阳明之热解，瘀血也可能随之而解。

【按语】本节指出胃实和瘀血病同时并见，使人掌握轻重缓急进行治疗的法则。

本证重点在于胃实，故以大承气通便为急。因通便之后，气机转输，不尽之恶露往往自能通行。这就是掌握"攻其所急"的意思。

"结在膀胱"：膀胱，疑指胞室而言，其位在少腹部，故少腹坚满；血结在此，能影响到膀胱，所以说"结在膀胱"。

【第八节】　产后风，续之数十日不解，头微痛，恶寒，时时有热，心下闷，干呕，汗出，虽久，阳旦证续在耳，可与阳旦汤。即桂枝汤，方见下利中。

【语释】产后感受风邪，继续数十天而不解，仍有头微痛。恶寒，时发热汗出等表证。虽然也有心下闷、干呕的里证，但表不解者当先解表，表解其里自疏。所以时间虽久，阳旦证继续存在的，仍可予阳旦汤以解表。

【按语】审证用药，不拘日数，要在"有是病就用是药"。上节里热成实，虽产后七八日也可用大承气汤。此节表不解，虽数十日之久，仍然要用阳旦汤。此等处最应领悟其精神。

【第九节】　产后中风，发热，面正赤，喘而头痛，竹叶汤主之。

【语释】产后感受风邪，面色发红，又有气喘而头痛的症状，这是外邪不解，郁而成热，而正气又不足的现象，应用竹叶汤主治，以解其表邪而补其不足。

【按语】产后因脱血过多，津液亏耗，感受风邪，容易化热成痉。《伤寒论》

对"项背强几几"症状,有汗无汗都用葛根,本书痉湿暍篇之刚痉亦用葛根汤,可知葛根是治痉专药。从本方用葛根更可以推知有防止成痉的意义。

竹叶汤方

竹叶一把　葛根三两　防风　桔梗　桂枝　人参　甘草各一两

附子一枚(炮)　大枣十五枚　生姜五两

上十味,以水一斗,煮取二升半,分温三服,温覆使汗出。颈项强,用大附子一枚,破之如豆大,煎药扬去沫。呕❶者,加半夏半升洗。

【方解】方中以竹叶清热为君,佐葛根散阳明经风热,桂枝、防风散太阳经风寒,甘草、桂枝利气和中,姜、枣调和营卫,又用人参以生津补虚,所以用于产后中风而虚热者有效。方中附子本是颈项强者的加味药,和呕者加半夏同。

【第十节】　妇人乳中虚,烦乱呕逆,安中益气,竹皮大丸主之。

【语释】妇人在乳子期间,中气虚弱,因而发生心烦意乱、呕而气逆的症状,这是气虚火盛、火邪扰乱上逆的征象,应用竹皮大丸主治,以安其中气而清其虚热。

【按语】本节是产后虚热而兼有呕逆的治法。

本方为清热除烦的方剂,而文中说"安中益气",这说明除烦平呕就是安中,折"壮火"不使"食气",就是益气,无烦热、呕逆者不宜用,不应认为是安中益气的专方而随便滥用。

竹皮大丸方

生竹茹二分　石膏二分　桂枝一分　甘草七分　白薇一分

上五味,末之,枣肉和丸弹子大,以饮服一丸,日三夜二❷服。有热者,倍白薇;烦喘者,加柏实一分。

【方解】本方以竹茹、石膏、白薇清虚热而降逆,并重用甘草,佐以桂枝、枣泥以维护中气。因产后中虚,故处方如此,且剂量甚小,于此又可看出古人立方的审慎态度。

【李批】烦喘不用杏仁而用柏实,岂因二者虽皆润而能降,但杏仁温而柏仁平,且因有呕逆,并用以平肝欤?

《本草思辨录》云:"柏实味辛甘气清香,有脂而燥,虽润不腻",故呕逆兼烦

---

❶　呕:邓本作沤。
❷　二:邓本漫漶。

喘者,宜之。

【第十一节】 产后下利虚极,白头翁加甘草阿胶汤主之。

【语释】产后又患痢疾而正气极虚的,则治痢应顾及元气,当用白头翁加甘草阿胶汤主治。

【按语】本节说明产后而患痢疾。与一般治法相同,但必须照顾其体虚,故用白头翁汤,以治其热痢下重。加甘草、阿胶以补其不足,这是仲景用药的灵活处。

白头翁加甘草阿胶汤方

白头翁　甘草　阿胶各二两　秦皮、黄连、柏皮各三两

上六味,以水七升,煮取二升半,内胶令消尽,分温三服。

【方解】白头翁汤为治湿热下痢的专方,加甘草以补虚和中。阿胶以补血滋阴,清中兼补,故为治产后虚极而下痢的良方。

附方

《千金》三物黄芩汤

治妇人在草蓐,自发露得风,四肢苦烦热,头痛者,与小柴胡汤;头不痛,但烦者,此汤主之。

黄芩一两　苦参二两　干地黄四两

上三味,以水八升,煮取二升,温服一升,多吐下虫。

《千金》内补当归建中汤

治妇人产后虚羸不足,腹中刺痛不止,呼吸少气,或苦少腹中急,摩痛❶引腰背,不能食饮❷,产后一月,日得服四、五剂为善,令人强壮宜。

当归四两　桂枝三两　芍药六两　生姜三两　甘草二两　大枣十二枚

上六味,以水一斗,煮取三升,分温三服,一日令尽。若大虚,加饴糖六两,汤成内之,于火上暖❸,令饴消。若去血过多,崩伤内衄不止,加地黄六两、阿胶二两,合八味,汤成内阿胶。若无当归,以川芎代之。若无生姜,以干姜代之。

---

❶　痛:邓本漫漶。
❷　饮:邓本漫漶。
❸　暖:邓本作煖。

结　语

　　妇人产后由于出血过多,体质衰弱,并因血脱而致津液亏耗,所以本篇首节就提出由亡血伤津容易形成的三种病变。

　　腹痛也是产后最常见的疾病,而其原因又很多,所以本篇对腹痛论述较为详细,区别了虚寒、气结、血瘀等不同原因,指出当归生姜羊肉汤、枳实芍药散、下瘀血汤等的不同治法。同时,由于产妇体虚,因而对正虚兼有实邪的复杂病变,提示了掌握"轻重缓急"的"辨证论治"原则。如"瘀血"与"胃实大便难"并见的用大承气汤,中风数十日不解的用阳旦汤,都注重在祛邪;白头翁汤之加甘草、阿胶,竹叶汤之用人参又兼重补正,都足以启示后人在临床上处方用药的灵活性。

妇人杂病脉证并治第二十二

论一首　脉证十四条　方十三首

　　妇人胎前产后诸病,已在上两篇内作了扼要介绍。本篇论述重点,是以一般常见的经、带、前阴等疾患为主。当然也有时提到胎产方面的问题,是为了探求病因,所必须牵扯到的。

　　【第一节】　妇人中风,七八日续来寒热,发作有时,经水适断,此为热入血室,其血必结,故使如疟状,发作有时,小柴胡汤主之。方见呕吐中。

　　【语释】妇人受了风邪,在七八天后,发热恶寒的症状变为定时发作的往来寒热,经水也在此时中止。这是表邪随经下陷血室,与经血相结,与正气交争,所以寒热往来,类似疟疾。治法应以小柴胡汤解热为主。

　　【按语】此为热入血室,侵及少阳经者出其方治。血室本为肝经所主,肝又与胆相表里,热邪既在行经之时,乘虚而入血室,势必侵及少阳胆经而为寒热,所以用少阳经的主方小柴胡汤以清热。

　　【第二节】　妇人伤寒,发热,经水适来,昼日明了,暮则谵语,如见鬼状者,此为热入血室,治之无犯胃气及上二焦,必自愈。

　　【语释】妇人因患伤寒而发热,同时经水下行,在白天卫气主治的时候,患者还能精神清醒;在夜间营气主治的时候,便神志昏迷,言语错乱。这是热入血室,迫血下行,热随血去就可痊愈,不要妄用汗、吐、下等法,以伤胃气和损伤上、中二焦。

　　【按语】本节指明热入血室的症状和治法。着重指出"勿犯胃气及上中二焦",是说明本病的发热谵语不同于阳明热病。

　　【第三节】　妇人中风,发热恶寒,经水适来,得之七八日,热除脉迟,身凉和,胸❶胁满,如结胸状,谵语者,此为热入血室也,当刺期门,随其实❷而取之。

【语释】妇人受了风,有发热恶寒的表证,又正在行经期,七八天之后,身热已解,脉象已见迟缓,全身也很凉和。但有胸胁满闷,像患了结胸证一样,并有神识不清、言语错乱的症状。这是邪热陷入血室,侵入冲脉的现象。冲脉属肝,所以刺肝之募穴——期门,以泻肝实,便能痊愈。

【按语】本节又为热入血室侵及冲脉者出其方治。刺期门以泻结热,正是"随其实而取之"的意思。

以上三节,均为热入血室之证。首节言"经水适断",是热邪与血相结,涉及少阳经;第二节与本节,均言"经水适来"。但从症状上看,前者是邪热迫及血分,邪入未深;后者是表证尽除,邪已内陷。此三者,病情深浅不同,治法也随之而异。

【第四节】 阳明病,下血谵语者,此为热入血室,但头汗出,当刺期门,随其实而泻之,濈然汗出者愈。

【语释】阳明病,有下血而谵语的,这是气分有病,累及血分的热入血室证。只在头部有汗,而周身无汗,是阳通阴闭的象征,应刺其期门穴,以泻厥阴经的实热,使阴阳通调,全身汗出津润则愈。

【按语】本节热入血室,是在未行经时,阳明之热,侵入血室,而迫血下行,与以上三节有所不同,但热既入血室,在治法上也必须先清肝热,故也用刺期门法治疗。

【第五节】 妇人咽中如有炙脔①,半夏厚朴汤主之。

【词解】①炙脔:烤肉一类的食物。

【语释】妇人咽喉中,好像有物阻塞着,这是由于忧郁气结,痰阻咽喉所致,可用半夏厚朴汤治之。

【按语】此节所举之症,《金鉴》认为就是现在的梅核气。其症状除在喉中感觉有物哽塞,吞不下吐不出以外,多伴有胸膺痞闷等症。得此者,多属情志郁结所致。

---

❶ 胸:邓本漫漶。
❷ 其实:邓本漫漶。

半夏厚朴汤方

《千金》作:胸满,心下坚,咽中贴贴❶如有炙肉,吐之不出,吞之不下。

半夏一升 厚朴三两 茯苓四两 生姜五两 干苏叶二两。

上五味,以水七升,煮取四升,分温四服,日三夜一服。

【方解】本方以半夏降逆气,厚朴解结气,茯苓消痰,生姜、紫苏味兼辛香能解邪气,合之为散郁调气,祛痰开结的方剂。后世将此方改变了分量,名七气汤,用以治七情所得的胸腹满闷、咽塞、气逆等症。

【李批】《河北中医》1984 年 1 期:平山县医院刘文汉,用半夏厚朴汤每日一剂,往往效不随心。后改用原服法,日服三剂,夜服一剂,覆杯而效。

【第六节】 妇人脏躁,喜悲伤欲哭,象如神灵所作,数欠伸,甘麦大枣汤主之。

【语释】妇人患脏躁,是由于子宫血虚而内火躁扰,以致神明错乱,容易悲伤哭泣,好像有神灵所使一样,并因血虚津短而身体疲惫,常有打呵欠、举臂伸腰等活动,可用甘麦大枣汤主治。

【按语】本节所言"脏躁",从前人的注释来看,是因为子脏血虚,影响心、肝两经所致。患此者,多感觉过敏,情绪易受激动。感情一被冲动,就躁扰不宁,以致神志错乱而悲伤啼哭。

甘麦大枣汤方

甘草三两 小麦一升 大枣十枚

上三味,以水六升,煮取三升,温分三服。亦补脾气。

【方解】本方药性平和,养胃、生津、化血,血液能下达子脏,则脏不燥而悲伤太息等诸症自除。

【第七节】 妇人吐涎沫,医反下之,心下即痞,当先治其吐涎沫,小青龙汤主之;涎沫止,乃治痞,泻心汤主之。

【语释】妇人吐涎沫,是上焦有寒,医者不予温药,而反用下法,以致寒气乘虚内入,而为心下痞满。但因上焦的寒邪未除,可先用小青龙汤散其外寒,去其涎沫。涎沫止,再用泻心汤治其痞满。

【按语】本节痞证的形成,与伤寒下早而成者基本相同,在治法上先用小青

---

❶ 贴贴:邓本作怗怗。

龙散寒去涎,后用泻心汤治痞,也就是伤寒"表解乃可攻痞"的原则。

小青龙汤方见肺痈中。

泻心汤方见惊悸中。

【李批】此即病发于阴而反下之,因作痞也。

【第八节】 妇人之病,因虚、积冷、结气,为诸经水断绝,至有历年,血寒积结,胞门寒伤,经络凝坚。在上呕吐涎唾,久成肺痈,形体损分。在中盘结,绕脐寒疝;或两胁疼痛,与脏相连;或结热中,痛在关元;脉数无疮,肌若鱼鳞,时著男子,非止女身。在下未多,经候不匀,令❶阴掣痛,少腹恶寒;或引腰脊,下根气街,气冲急痛,膝胫疼烦;奄忽眩冒,状如厥癫;或有忧惨,悲伤多嗔;此皆带下,非有鬼神。久则赢瘦,脉虚多寒;三十六病,千变万端;审脉阴阳,虚实紧弦;行其针药,治危得安;其虽同病,脉各异源;子当辨记,勿谓不然。

注:令阴掣痛,原本作冷阴,据《金匮要略心典》改。

【语释】妇人病,多数是由于虚损,积冷和结气,致使月经受病,而为经水断绝。及至年久,血因寒而积结,胞门也被寒气所伤,造成了经络凝涩不通的病变。在上则肺胃受邪,而为口吐涎唾;或因寒气久郁,酝酿为热而成肺痈,形体也被其损伤。若寒邪盘结于中,则为绕脐作痛的寒疝证,或两胁作痛,而牵连到内脏。或因邪气郁结为热,致使邪正交争,而痛连小腹。脉象虽数,而身无疮疡,唯因热气熏灼,肌肤干燥粗涩。并因邪已热化,也能熏蒸传染于男子,而不仅局限在女子身上。若在下焦,则为经水来多,或经期不准,并能使阴部掣痛和少腹怕冷。或至痛势向上放散,牵扯到腰脊部分,而其病则自气街穴起,有气上冲,拘急作痛。并能下连膝胫,均觉疼烦,甚至卒然昏冒不省人事,犹如卒厥狂癫状态。或者因情志忧郁而悲伤多怒,这都属于带下病,也就是阴寒过盛所形成的病变,并不是有什么鬼神所使,病久便能使人瘦削,成为脉虚多寒的虚寒证。

总之,妇人三十六病,千变万化,均由此生,医家如能审别脉之阴阳、虚实、紧弦,随症予以针灸或药物治疗,便可以转危为安。因为有的病虽然都是带下病而脉象却各自不同,必须详细诊断,才能无错。

【按语】此节为妇人杂病的总纲。文中对妇人病的成因、经过和诊疗原则,

---

❶ 令:邓本漫漶。

都作了扼要的提示。全节说明了妇人病多数是因寒而得,但在症状上,则有上下寒热的不同转变。最后指出临床应掌握"辨证施治"的原则,作为本节的简要总结。

【第九节】 问曰:妇人年五十所,病下利,数十日不止,暮即发热,少腹里急,腹满,手掌烦热,唇口干燥,何也? 师曰:此病属带下。何以故? 曾经半产,瘀血在少腹不去。何以知之? 其证唇口干燥,故知之。当以温经汤主之。

注:下利之"利"字,《金鉴》以为是血字之误,从之。

【语释】问:妇人年龄已至五十岁左右,患前阴下血,数十天不止,晚上就觉发热,少腹部也拘急胀满,并且手掌发热,唇口干燥,这是什么原因呢? 师说:这种病是属于带下疾患。因为患者曾经小产,瘀血停留在少腹未去的缘故。从其唇口干燥一症就可以知道这是瘀血的征象,应当用温经汤主治。

【按语】本节所说的带下病,是在半产时残留下的瘀血所形成的。到年衰冲任脉虚时,便乘机发作。主用温经汤,意在温经补虚,以行其瘀,这是"寓攻于补"的疗法。

温经汤方

吴茱萸三两 当归 川芎 芍药 人参 桂枝 阿胶 牡丹皮(去心)
生姜 甘草各二两 半夏半升 麦门冬一升(去心)

上十二味,以水一斗,煮取三升,分温三服。亦主妇人少腹寒,久不受胎;兼取崩中去血,或月水来过多及至期不来。

【方解】方中以当归、阿胶、芍药养血治风,牡丹皮、桂枝、川芎破瘀泻肝,麦冬、半夏降逆润燥,甘草、人参生津益气,吴茱萸、生姜暖血温经。方名温经的用意,是因为血遇寒则凝,得温则行,血行则瘀积自去。

【第十节】 带下经水不利,少腹满痛,经一月再见者,土瓜根散主之。

【语释】妇人患带下证,经水不能按期而行,是有瘀积为患,所以少腹满痛。其经水有一月再见的,用土瓜根散主治。

【按语】妇人少腹满,是血瘀的主要症状;经水一月再见,就是淋漓不断的表现。用土瓜根散正是以祛瘀为主,瘀消则经水自调。

土瓜根散方 阴癫肿亦主之。

土瓜根　芍药　桂枝　䗪虫各三两

上四味,杵为散,酒服方寸匕,日三服。

【第十一节】 寸口脉弦而大,弦则为减,大则为芤,减则为寒,芤则为虚,虚寒相搏,此名为革,妇人则半产漏下,旋覆花汤主之。

【按语】妇本节经文,见于"血痹虚劳"篇和"惊悸吐衄下血胸满瘀血"篇。《金鉴》以及各家多认为是错简,不释。

旋覆花汤方

旋覆花三两　葱十四茎　新绛少许

上三味,以水三升,煮取一升,顿服之。

【第十二节】 妇人陷经漏下黑不解,胶姜汤主之。林❶亿等校诸本无胶汤姜方,想是前妊娠中胶艾汤。

【语释】妇人漏下黑色血液不断的,叫作陷经。这是由于胞门被寒气所伤的缘故,用胶姜汤主治之。

【按语】陷经二字,在其他古代医籍中未见,当是经水因寒湿而下陷的意思。胶姜汤方缺。尤在泾认为胶姜汤就是阿胶和干姜二味;林亿则认为胶姜汤就是胶艾汤。据《千金》胶艾汤内有干姜,此说较近理。

【李批】恽铁樵《妇科大略》:凡血崩,脉沉弦而洪,或沉细而数,或崩而又兼久泻者,皆胃气下陷也,以升举为要。

【第十三节】 妇人少腹满如敦①状,小便微难而不渴,生后者,此为水与血俱结在血室也,大黄甘遂汤主之。

【词解】①敦:音对,是古代盛食物的圆形器具。

【语释】妇人少腹胀满高起如敦的形状;如果是血结,小便当利;是水结,口中当渴。今小便微难而不渴,而又是在生产以后所得的,必是在生产时,水合血排泄不尽而结聚在血室的缘故。因水结,所以小便不利;因血结,所以口干燥而不渴。当以下血逐水的大黄甘遂汤主治。

【按语】本证既是水血并结,就应以下血逐水的峻剂治疗。唯因病在产后,

❶ 林:邓本作臣。

所以又加阿胶一味,以护养正气。

大黄甘遂汤方

大黄四两　甘遂二两　阿胶二两

上三味,以水三升,煮取一升,顿服之,其血当下。

【方解】大黄下血,甘遂逐水,加阿胶祛瘀兼能扶正。

【李批】《中医杂志》1965 年 10 月 44 页报道 1 例大面积阴道血肿压迫膀胱,致小便不通,用桃核承气汤加减治愈。此条"小便微难"亦当是血块压迫之故。

【第十四节】　妇人经水不利下,抵当汤主之。亦治男子膀胱满急有瘀血者。

【语释】妇人行经时不通利,审其有瘀血阻滞而脉症俱实的,就不能用活血导气的治法,应用抵当汤攻其瘀血。

【按语】用抵当汤必须有抵挡汤的脉症,否则不可轻用。可参看《伤寒论》抵挡汤各条。

抵当汤方

水蛭三十个(熬)　虻虫三十枚❶(熬,去翅足)　桃仁二十个(去皮尖)大黄三两(酒浸)

上四味,为末,以水五升,煮取三升,去滓,温服一升。

【方解】水蛭、虻虫专攻血积,用大黄、桃仁使瘀血从大便排出。

【第十五节】　妇人经水闭不利,脏坚癖不止,中有干血,下白物,矾石丸主之。

【语释】妇人因经水不利,瘀血留滞而子宫凝结成坚硬的病块,这是里面有干血的缘故。再经湿热腐化,则变为白物而时下,应用燥湿清热的矾石丸主治。

【按语】此为带下之属于湿热者,出以外治法。"藏坚癖不止,中有干血"是本病的根源,"下白物"是本病的症状。由瘀血积滞而化生湿热,是本病的病理转变。矾石丸的作用是燥湿清热,这是对症疗法。

矾石丸方

矾石三分(烧)　杏仁一分

上二味,末之,炼蜜和丸枣核大,内脏中,剧者再内之。

---

❶ 枚:邓本脱文。

【方解】此方有除湿杀虫的作用。矾石入血液能燥湿杀虫,杏仁润干血以消积,炼蜜为丸可以润燥,重症患者并可一再用之。

【第十六节】 妇人六十二种风,及腹中血气刺痛,红蓝花酒主之。

【语释】妇人六十二种风,或恶血淤滞,腹中刺痛的,可用活血、行血、祛风、止痛的红蓝花酒治疗。

【按语】六十二种风的名称,今已无考。这不过是说明一般风气的疗法而已。前人所说的"治风先治血,血活风自灭"就是这个意思。

红蓝花酒方 疑非仲景方。

红蓝花酒一两

上一味,以酒一大升,煎减半,顿服一半,未止再服。

【方解】红花色赤多汁,为生血、行血之品,陶隐居主治胎产血晕、恶血不尽、绞痛、胎死腹中等病,用酒煎取其通行经络,以发挥药效。

【第十七节】 妇人腹中诸疾痛,当归芍药散主之。

【语释】妇人情志最易郁结,郁则肝气盛,影响脾脏而为腹痛。又因妇人以血为主,血虚和血滞也能使腹中作痛。当归芍药散能平肝补脾,又能补血行滞,所以妇人腹中诸痛,都可用此方随症加减治疗。

【按语】当归芍药散既能补血行滞、健脾利湿,又能平肝解郁,所以在妇科应用范围很广。后世逍遥散,实从此方变化而来。

当归芍药散方 见前妊娠中。

【第十八节】 妇人腹中痛,小建中汤主之。

【语释】妇人腹中痛、血虚里急的,当以甘药补中缓急为主,辅以辛味生阳,酸味生阴,阴阳调和,荣卫通行,腹痛自愈,应用小建中汤主治。

【按语】此为妇人虚寒腹痛者出其方治。与《伤寒论》"阳脉涩,阴脉弦,法当腹中急痛,先与小建中汤"的意义相同。

上节以舒郁为主,此节以补虚为主,可互相参照。

小建中汤方 见前虚劳中。

【第十九节】 问曰:妇人病,饮食如故,烦热不得卧而反倚息者,何也？师曰：此名转胞，不得溺也，以胞系了戾①，故致此病，但利小便则愈，宜肾气丸主之。

【词解】①了戾：即不顺的意思。

【语释】问：妇人病，饮食如故而心中烦热，倚息不得平卧，这是什么原因呢？师说：这叫作转胞，是因为尿胞之系了戾而不顺，小便不能下出，则水气上泛，侵及肺则倚息不得平卧，心火不能下降则烦热。若小便一利，其症自愈，当用肾气丸主治。

【按语】致成转胞的原因，古人指出了很多：有被胎气所压的；有因忍溺入房的；有因饮食时强忍小便的；有因饱食后急于走路的，等等。用肾气丸治疗，多能见效。唯因胎气不举的，当升举其胎。如丹溪用补中益气汤，程钟龄用茯苓升麻汤，都是以升胎为主的治法。

此后直到二十二节，均为前阴诸疾出其方治。

肾气丸方

干地黄八两　　薯蓣四两　　山茱萸四两　　泽泻三两❶

茯苓三两　　牡丹皮三两　　桂枝　　附子(炮)各一两

上八味，末之，炼蜜和丸梧子大，酒下十五丸，加至二十五丸，日再服。

【方解】方中地黄、山药固肾之阴，山萸肉、附子补肾之阳，茯苓、泽泻能泄水祛湿，丹皮、桂枝能疏肝和血，合之有温补下焦元阳的功能。

【李批】黄承昊《折肱漫录》："予友贺立庵方伯，常言其伯父贺岳精于医，刻有《医经大旨》。曾治一孕妇将坐草，患小便不通，百药不效，愈饮愈饱，束手待毙。贺诊之曰：此乃脾气虚弱，不能胜胞，故胞下坠，压塞膀胱，以致水道不通。大健其脾，则胞举而小便自通矣。以白术二两土炒，加砂仁数钱，别加一二辅佐之药。服一剂，小便立通。"并记其内人临产患此，亦以此法治之，立效。

【第二十节】　蛇床子散方，温阴中坐药。

蛇床子散方

蛇床子仁

上一味，末之，以白粉少许，和令相得，如枣大，绵裹，纳之，自然温。

【方解】蛇床子味辛性温，合白粉(曹颖甫以为是铅粉，用之甚效)之燥湿杀虫，共为驱寒化湿杀虫之剂。

---

❶　三两：邓本脱文。

【第二十一节】 少阴脉滑而数者,阴中即生疮,阴中蚀疮烂者,狼牙汤洗之。

【语释】少阴为肾脉,前阴为肾之窍,若少阴脉滑而数,滑为湿,数为热,湿热注于前阴,阴中便能生疮,其浸淫而致糜烂的,用狼牙汤洗之。

【按语】此为妇人阴中生疮的外治法。合前矾石散,蛇床子散,共为外治的三个方剂。

狼牙汤方

狼牙三两

上一味,以水四升,煮取半升,以绵缠箸如茧,浸汤沥阴中,日四遍。

【方解】狼牙主除邪热气,治疥瘙恶疮,去白虫,所以能洗涤阴道,以治阴疮蚀烂。

【李批】狼牙:《本经》名牙子。《吴氏本草》曰:一名支兰,一名野狼齿,一名犬牙,一名抱牙。《名医》曰:一名野狼齿,一名野狼子,一名犬牙。生淮南及冤句,八月采根,曝干。与狼毒不同条。

《国医论坛》1992 年 5 期 44 页:狼牙汤制针剂治疗滴虫性阴道炎有良效。(原文不录)

【第二十二节】 胃气下泄,阴吹而正喧,此谷气之实也,膏发煎导之。

【语释】胃气下泄,均由大便结而不能下走谷道,反从前阴出,像排气一样连续不绝,应用猪膏发煎润导其大便,大便通,其病自愈。

【按语】阴吹一证有虚有实,此节阴吹乃谷气实所致,所以用润导大便法。此外,还有气虚下陷的,应用十全大补汤加升麻柴胡汤治之。在《温病条辨》又有饮家阴吹,脉弦而迟,乃水饮积聚中焦所致,用橘半桂苓枳姜汤。从此看来,阴吹一症除分虚实外,又有湿燥的不同。

猪膏发煎方见黄疸中。

【李批】《余听鸿医案》载:阴吹……不料此证男子亦有之……男子阴吹无须药,俟猪行屠户杀猪时,去毛之后用刀刮下之皮垢,即名猪肤,将水漂净曝干,将阴阳瓦用炭煅存性,研细,以陈酒每服三钱,三四服即瘥,此方亦膏发煎所蜕化也,今之用猪肤者,直用猪皮,误矣,其实肤外之垢也。

【第二十三节】 小儿疳虫蚀齿方。疑非仲景方。

雄黄　葶苈

上二味,末之,取腊日猪脂溶,以槐枝绵裹头,四五枚,点药烙之。

注:宋《艺文志》载仲景口齿论一卷,《玉函经》第八卷亦载治小儿药方一首,或别有儿科书已亡佚,疑此节即其脱简中所遗之方。

结　语

从本篇全面看来,是以经带方面的证治为多。在论证中,首先提出在行经期因患热病而引起的热入血室,以及因热邪下迫所致的经水非时而下,这就说明了妇科疾患,是与其他内科病有着密切联系的。其次,又指出因虚、积冷和结气,为妇人病的主要成因。在诊断上,月经的时间、颜色、利与不利、痛与不痛和白带之有无等作为分析病机的依据。

关于治疗方面,热入血室是以清泻血分之热和调理肝脏为主,经闭则有土瓜根散、抵当汤等的通经法,经漏则有胶姜汤的温经法,更有老年妇人历年积瘀带下证所用的温经汤。或攻或下,或攻补兼施,调经之法,大体已备。此外,对七情病,有治痰调气法,有甘润滋阴法,以及对水气、转胞、腹痛与前阴诸症等一切治法,都是根据寒热虚实,投以温清攻补,或内治,或外治,给予后人以莫大的启发。

我们通过以上三篇的学习,能举一反三,触类旁通,再参合后世学说而加以补充,对妇科疾患的处理可能就没有多大困难了。